VIGILANDO TU CINTURA:

VIGILANDO TU CINTURA:

Diez Pasos para Mejorar tu Salud y Aptitud Física

R. MATHENY, PHD, RDN

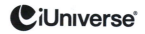

VIGILANDO TU CINTURA:
DIEZ PASOS PARA MEJORAR TU SALUD Y APTITUD FÍSICA

Puede hacer pedidos de libros de iUniverse en librerías o poniéndose en contacto con:

iUniverse
1663 Liberty Drive
Bloomington, IN 47403
www.iuniverse.com
1-800-Authors (1-800-288-4677)

ISBN: 978-1-6632-0430-1 (tapa blanda)
ISBN: 978-1-6632-0431-8 (libro electrónico)

Información sobre impresión disponible en la última página.

Fecha de revisión de iUniverse: 08/26/2020

En memoria de mis padres, por su invaluable guía y amor incondicional a través de los años. También, en memoria de mi querida amiga Ruth Flygare, quien apoyó la escritura de mis dos libros. Ella era una presencia silenciosa, pero tuvo un gran impacto en aquellos con los que convivió. Sobre todo, un agradecimiento a nuestro Señor Dios y a Su Hijo por todo lo que es significativo en la vida.

Contenido

Prefacio

Cuando estaba en la escuela primaria, tuve la idea de que me gustaría enseñar. Mi carrera en salud pública me ha dado la oportunidad de hacerlo. Basándome en mi experiencia trabajando con familias que tienen bebés, niños pequeños y preescolares; así como por mi entrenamiento respecto al Desarrollo Infantil, escribí mi primer libro, *Un Peso Saludable: El Mejor Regalo de Cumpleaños para Tu Hijo (A Healthy Weight: The Best Birthday Gift for Your Child),* el cual provee información nutricional para prevenir o corregir la obesidad desde la infancia y hasta la adolescencia.

Yo era una adolescente gordita. A través de los años, he trabajado duro para comer de forma saludable para controlar mi peso y continúo haciéndolo. Sin embargo, nunca he olvidado cuan sensibles pueden ser los sentimientos de las personas concernientes a la apariencia y el peso. En la actualidad, hay millones de hombres y mujeres en nuestro país que padecen sobrepeso u obesidad. Es por esta razón, que quiero compartir con aquellos que se encuentran en una dieta, la forma en que pueden identificar y corregir las prácticas que los llevaron a tener problemas de peso y compartirles cómo pueden perder esas libras extras de manera sabia. Por último, como una nutrióloga especializada en salud pública, disfruté asesorando a madres embarazadas, dándoles recomendaciones acerca de llevar una alimentación saludable y la importancia de monitorear la ganancia de peso, con la finalidad de que pudieran tener bebés saludables. El consejo en este libro puede ayudar a madres que ganaron peso durante el embarazo y a aquellas que desean perder las libras no deseadas.

Agradecimientos

Agradezco profundamente a mi hermana, Mary, y a mi hermano, Bill, y a su familia por su apoyo constante. También, agradezco enormemente a Debra Scurry y Brenda Eads por sus consejos y asistencia técnica para la escritura de este libro, a Sue Carson por el trabajo artístico, y al personal de la editorial iUniverse por sus valiosas recomendaciones. Un sincero agradecimiento a Chris Cutler, Ms, RD, con experiencia en dietética clínica, por revisar el contenido del libro y a Saprina Matheny, MSW, licenciada en trabajo social por la revisión de los capítulos 3 y 4. También un agradecimiento especial al personal de mi librería local, Robert Pierson, y sus asistentes, Mary Becker y Michelle Marvin, por ayudarme en la adquisición de los recursos profesionales necesarios para la escritura de este libro. En cuanto a la traducción de la versión inglés al español, aprecio mucho los esfuerzos de la Dra. Elizabeth Jones, RDN, MPH, EdD y de la Licenciada en Nutrición Karla Prado.

Introducción: Un Camino Saludable a un Peso Saludable

Existen muchas dietas y suplementos populares que ofrecen soluciones rápidas para la pérdida de peso, se cree que tienen poderes mágicos, lo que los vuelve muy atractivos para las personas que hacen dieta porque prometen una pérdida de peso instantánea. Debido a que la rápida reducción de peso se debe principalmente a la pérdida del agua corporal y no a la grasa, las personas rápidamente recuperan el peso perdido, una vez que dejan la dieta. La pérdida de peso acelerada puede causar problemas médicos. Además, si estas dietas y suplementos tienen dichos poderes mágicos, ¿por qué hay millones de hombres y mujeres americanos que padecen sobrepeso y obesidad y más se están convirtiendo?

El Enfoque de Este Libro

En mi entrenamiento en la carrera de Salud Pública, aprendí un viejo adagio, "Dale a un hombre un pescado y lo alimentarás por un día. Enséñale a pescar y lo alimentarás para toda la vida." Cuando visitas librerías en línea, descubres que hay muchos, muchos libros que tienen diferentes enfoques respecto a la pérdida de peso. Además existen numerosos programas de reducción de peso que ofrecen un plan de alimentación y comidas para apoyarlos. Sin embargo, debido a que muchos planes para pérdida de peso tienen características, que con el paso del tiempo pierden su atractivo y se vuelven demasiado costosas, se suspenden. ¿Por qué? Estos planes para perder peso y programas de reducción de peso no responden a la pregunta que lleva a la raíz del problema - ¿Cuáles son los problemas que te han llevado a aumentar de peso en primer lugar?

El propósito de este libro es proveer consejos prácticos para prevenir o corregir los problemas de peso, que están reduciendo la calidad de vida de hombres y mujeres. Además, esta información podría ser útil para profesionales de la salud que se desenvuelven en el área de control de peso y para aquellos practicantes que los asisten. El enfoque de este libro les ofrece a ti y los que se encuentren realizando una dieta, un "manos a la obra", una experiencia de paso a paso que responde no solamente, a qué problemas han causado la ganancia de las libras extras sino también cómo corregirlo.

¿Por qué manos a la obra? Porque tú estás a cargo, eso es lo importante. Serás llamado a realizar decisiones significativas que ayudarán a que tus esfuerzos para perder y mantener tu peso sean exitosos. Serás llamado a:

- Identificar las prácticas poco saludables que han contribuido a tu ganancia de peso;

- Seleccionar de numerosas soluciones prácticas aquellas que ayuden a corregir estos problemas;

- Seleccionar planes de pérdida y mantenimiento de peso, así como desarrollar un plan de actividad física que mejor se adapte a tus necesidades y preferencias personales;

- Mantener registros de monitoreo que rastreen tu ingesta dietética, el peso que has perdido y la actividad física que has realizado;

- Hacer compromisos (metas) que demuestren tu disposición a adoptar soluciones prácticas para corregir prácticas poco saludables; y

- Seguir tus planes de pérdida de peso, mantenimiento de peso y actividad física para reducir tu peso y mantener el nuevo.

Su Viaje de por Vida a Una Mejor Salud y Aptitud Física

Mientras estas en este viaje a una mejor salud y aptitud física, piensa en los colores de las luces del semáforo

- Verde: ¡Ve por ellos!

- Amarillo: ¡No vaciles en el camino!

- Rojo: ¡Detente sólo cuando obtengas tus metas!

- Serás llamado a tomar 10 pasos. Estos son los títulos de los capítulos que reflejan la profundidad del libro y el enfoque personalizado acerca del control de peso:

- Capítulo 1: Echa un Vistazo a Tu Peso: El primer paso es evaluar tu peso (peso normal, sobrepeso u obesidad).

- Capítulo 2: Echa un Vistazo a Tu Salud: El segundo paso es evaluar tu salud.

- Capítulo 3: Preparándote mentalmente para la tarea de perder peso: El tercer paso es adoptar pensamientos positivos acerca de ti mismo y de tu cuerpo.

- Capítulo 4: Manejo del Estrés: El cuarto paso es reducir tu nivel de estrés.

- Capítulo 5: Información Nutricional Básica: El quinto paso es familiarizarte con información nutricional importante.

- Capítulo 6: Determinando lo que Está Bien o Mal con Tu Ingesta Dietética: El sexto paso es echar un vistazo más de cerca a la calidad de tu ingesta dietética.

- Capítulo 7: Determinando lo que Está Bien o Mal con Tus Prácticas Alimentarias: El séptimo paso es examinar cuidadosamente tus prácticas alimentarias.

- Capítulo 8: Seleccionando un Plan de Alimentación para Perder Peso: El octavo paso es comenzar a reducir tu peso.

- Capítulo 9: Planeando Tu Programa de Actividad Física: El noveno paso es mejorar tu estado físico.

- Capítulo 10: Mantenimiento de Peso: El décimo paso es hacer un recuento de tus mejoras y pensar en el mantenimiento de peso.

El equilibrio es la llave del éxito. El concepto de equilibrio se enfatiza a lo largo de los capítulos.

Es muy importante que no te saltes capítulos, debido a la naturaleza interrelacionada entre estos. A lo largo de los capítulos encontrarás recursos relevantes de internet. Si tú no usas la computadora o no tienes acceso a una, consulta en tu librería local sobre los servicios informáticos disponibles o el sistema de préstamo interbibliotecario.

Hazte cargo, porque estás en el asiento del conductor. Los diez pasos pueden servirte como metas. Estas metas pueden servirte como un mapa, guiándote en la dirección correcta. Los formatos de monitoreo que lleves, servirán como brújula; manteniéndote encaminado. Las evaluaciones que completes, serán las señales de tránsito que registrarán y recompensarán tu progreso hacia un estilo de vida más saludable.

Este libro puede brindarte la oportunidad de perder peso y los medios para recompensar tu progreso. Tendrás que proporcionar el entusiasmo para aprender y una fuerte motivación para llevar a cabo el trabajo. Lo más importante de todo, ten fe en ti mismo, y ten la confianza de que tendrás éxito alcanzando las metas de pérdida y mantenimiento de peso. Solicita a miembros de la familia, amigos y colegas del trabajo que te apoyen y se unan a ti en estos esfuerzos.

Cuando estaba impartiendo clases de reducción de peso, una de mis participantes más grandes se acercó a mí después de la clase y me preguntó si podía ir al departamento de salud y pesarse semanalmente. Ella lo hizo fielmente. La última vez que la vi, porque me estaba retirando para adquirir mi título de posgrado, ella había perdido bastante peso y felizmente comentó: "Ya puedo ponerme algo de mi ropa que no he usado en años". Yo estaba contenta por ella también. Aunque no estaré a tu lado en tus esfuerzos para perder peso, estaré al margen para enraizarte en todo el camino. ¡Buena suerte!

CAPÍTULO
1

Echa un Vistazo a Tu Peso

La Obesidad en nuestro país ha alcanzado niveles alarmantes y se ha convertido en un serio problema de salud. ¿Por qué está sucediendo esto? Muchos estadounidenses están consumiendo bastantes calorías debido a prácticas alimentarias no saludables (calorías dentro). Al mismo tiempo, están usando muy pocas calorías debido a la limitada actividad física realizada (calorías fuera).

Nuestros cuerpos trabajan arduamente para mantener un balance, de tal manera que mantengamos nuestro peso al equilibrar las calorías ingeridas (dentro) y las calorías gastadas (fuera). En contraste, cuando las calorías ¨dentro¨ son mayores que nuestras calorías ¨fuera¨, libras no deseadas se acumulan y aumentamos de peso; este exceso de peso puede incrementar el riesgo de desarrollar una enfermedad. El primer paso en tu camino a una mejor salud y aptitud física, es mejorar tu peso con la finalidad de reducir el riesgo de que desarrolles una enfermedad.

Índice de Masa Corporal

Es muy probable que hayas escuchado el término *índice de masa corporal* en las noticias, en reportajes concernientes a la salud. El índice de masa corporal (IMC) utiliza tu estatura y tu peso. Nutriólogos y profesionales médicos describen el IMC como una medida del total de grasa corporal.[1]

¿Cómo puedo determinar mi índice de masa corporal? Consulta la tabla de valores de IMC a continuación.[2] Estos valores aplican para hombres adultos y mujeres que no están embarazadas. Sigue la línea de arriba y ubica tu estatura. Después, busca en la línea hacia abajo el IMC que está en la fila de tu peso en la línea de la izquierda (intersección). Por ejemplo, para una estatura de 5 pies, 5 pulgadas (165cm) y un peso de 170 libras (77 kg), el IMC es 28. Si tu peso no aparece en la tabla y es la mitad o un poco más entre dos valores, elige el peso más alto. Por ejemplo, si tu peso es 168 libras (76 kg), selecciona 170 libras (77 kg). Sigue estos pasos para obtener tu estatura y tu peso:

1. Es recomendable que obtengas tu estatura lo más certera posible en la oficina de tu médico en una báscula estandarizada después de haberte retirado los zapatos y calcetines.

2. Es recomendable que te peses por la mañana a la misma hora antes de desayunar, con ropa interior o bata ligera y sin calzado. Asegúrate de revisar la capacidad de la báscula cuando la compres. La mayoría de las básculas tienen una capacidad de trescientos a trescientos cincuenta libras (ciento treinta y seis a ciento cincuenta y nueve kg). Llevar un monitoreo de peso puede revelar el problema pero también da seguimiento a cambios positivos.

Tabla de valores de IMC

Centímetros (cm)

		152	155	157	160	163	165	168	170	173	175	178	180	183	185	188
K	43	19	18	17	17	16	16	15	15	14	14	14	13	13	13	12
I	45	20	19	18	18	17	17	16	16	15	15	14	14	14	13	13
L	48	21	20	19	19	18	17	17	16	16	16	15	15	14	14	13
	50	21	21	20	19	19	18	18	17	16	16	15	15	15	15	14
O	52	22	22	21	20	20	19	19	18	17	17	16	16	16	15	15
G	55	23	23	22	21	21	20	19	19	18	18	17	17	16	16	15
R	57	24	24	23	22	21	21	20	20	19	18	18	17	17	16	16
A	59	25	25	24	23	22	22	21	20	20	19	19	18	18	17	17
M	61	26	26	25	24	23	22	22	21	21	20	19	19	18	18	17
O	64	27	26	26	25	24	23	23	22	21	21	20	20	19	18	18
S	66	28	27	27	26	25	24	23	23	22	21	21	20	20	19	19
	68	29	28	27	27	26	25	24	23	23	22	22	21	20	20	19
(kg)	70	30	29	28	27	27	26	25	24	24	23	22	22	21	20	20
	73	31	30	29	28	27	27	26	25	24	24	23	22	22	21	21
Uno	75	32	31	30	29	28	27	27	26	25	24	24	23	22	22	21
	77	33	32	31	30	29	28	27	27	26	25	24	24	23	22	22

kilogramo = 2.2 libras; un pie = 12 pulgadas;
y una pulgada = 2.54 centímetros

Tabla de valores de IMC (continued)

Centímetros (cm)

	152	155	157	160	163	165	168	170	173	175	178	180	183	185	188
116	50	48	47	45	44	42	41	40	39	38	37	36	35	34	33
118	51	49	48	46	45	43	42	41	40	38	37	36	35	34	33
120	52	50	48	47	45	44	43	42	40	39	38	37	36	35	34
123	53	51	49	48	46	45	44	42	41	40	39	38	37	36	35
125	54	52	50	49	47	46	44	43	42	41	39	38	37	36	35
127	55	53	51	50	48	47	45	44	43	41	40	39	38	37	36
130	56	54	52	50	49	47	46	45	43	42	41	40	39	38	37
132	57	55	53	51	50	48	47	45	44	43	42	40	39	38	37
134	58	56	54	52	51	49	48	46	45	44	42	41	40	39	38
136	59	57	55	53	51	50	48	47	46	44	43	42	41	40	39
139	60	58	56	54	52	51	49	48	46	45	44	43	41	40	39
141	61	59	57	55	53	52	50	49	47	46	44	43	42	41	40
143	62	60	58	56	54	52	51	49	48	47	45	44	43	42	40
145	62	60	59	57	55	53	52	50	49	47	46	45	43	42	41
148	63	61	59	58	56	54	52	51	49	48	47	45	44	43	42
150	64	62	60	58	57	55	53	52	50	49	47	46	45	44	42

K
I
L
O
G
R
A
M
O
S
(kg)

Tabla de valores de IMC (continued)

Centímetros (cm)

		152	155	157	160	163	165	168	170	173	175	178	180	183	185	188
K	79	34	33	32	31	30	29	28	27	27	26	25	24	24	23	22
I	82	35	34	33	32	31	30	29	28	27	27	26	25	24	24	23
L	84	36	35	34	33	32	31	30	29	28	27	27	26	25	24	24
O	86	37	36	35	34	33	32	31	30	29	28	27	26	26	25	24
	89	38	37	36	35	33	32	31	31	30	29	28	27	26	26	25
G	91	39	38	37	35	34	33	32	31	30	30	29	28	27	26	26
R	93	40	39	37	36	35	34	33	32	31	30	29	29	28	27	26
A	95	41	40	38	37	36	35	34	33	32	31	30	29	28	28	27
M	98	42	41	39	38	37	36	35	34	33	32	31	30	29	28	28
O	100	43	42	40	39	38	37	36	34	33	32	32	31	30	29	28
S	102	44	43	41	40	39	37	36	35	34	33	32	31	31	30	29
	105	45	43	42	41	39	38	37	36	35	34	33	32	31	30	30
	107	46	44	43	42	40	39	38	37	36	35	34	33	32	31	30
(kg)	109	47	45	44	43	41	40	39	38	36	35	34	33	33	32	31
	111	48	46	45	43	42	41	40	38	37	36	35	34	33	32	31
	114	49	47	46	44	43	42	40	39	38	37	36	35	34	33	32

¿Cómo está relacionado el estatus de tu peso a tu IMC? El IMC puede identificar tu estado de peso [1]

- Peso normal: 18.5 a 24.9

- Sobrepeso: 25.0 a 29.9

- Obesidad: 30 o más

- Yo recomendaría lo siguiente:

- Si no tienes un problema de peso, obtén tu IMC 1 vez al año.

- Si has perdido peso y estas manteniéndolo, obtén tu IMC cada 6 meses.

- Si estás perdiendo peso, obtén tu IMC cada 3 meses.

- Para los primeros dos casos, si notas que estas ganando peso gradualmente, obtén tu IMC y toma medidas para controlarlo.

¿Cómo es que se relaciona tu IMC con el riesgo de desarrollar enfermedades? Es una preocupación médica que a medida que aumenta tu IMC, también lo hace el riesgo de desarrollar un enfermedad.

Enfócate en lo Positivo

Para aquellos que se encuentran realizando una dieta y tienen en sobrepeso u obesidad, quizá te encuentres un poco desmotivado en este punto, y la tarea de perder peso puede parecer desalentadora. Sin embargo, para minimizar estos sentimientos, vamos a echarle un vistazo más cercano a la tabla de los valores de IMC:

- En muchos casos, una pérdida de peso de 5 libras (2 o 3 kg) puede resultar en el cambio de 1 punto del valor del IMC.

- Por lo tanto, debemos enfatizar que en algunos casos, una pérdida de peso de 25 libras (11 o 12 kg) puede cambiar el status de peso de una persona por 5 puntos del valor de IMC.

- Esto significa que si tienes sobrepeso, podrías reducir este status a peso normal. Si tienes obesidad y tienes un IMC entre 30 a 34, podrías reducir tu status a sobrepeso.

- Para aquellos con un IMC arriba de 35, reducir tu peso por 5 puntos de IMC es igualmente beneficioso.

- Al reducir tu IMC por 5 puntos, impactas significativamente el riesgo de desarrollar enfermedades.

- Revisa la tabla de IMC para verificar qué tantos puntos cambia tu IMC si pierdes 25 o 50 libras.

Circunferencia de Cintura

La circunferencia de cintura es el exceso de grasa abdominal.[1] Básicamente, es la grasa a la altura de la cintura. Yo recomendaría que hagas lo siguiente:

1. Si no tienes un problema de peso, determina tu circunferencia de cintura anualmente.

2. Si has perdido peso y lo estas manteniendo, determina tu circunferencia de cintura cada seis meses.

3. Si estas ganando peso, determina tu circunferencia de cintura cada tres meses.

4. Para los primeros dos casos, si notas que estas ganando peso gradualmente, obtén tu circunferencia de cintura y toma medidas para detenerlo.

¿Cómo puedo determinar mi circunferencia de cintura? Tomar la medida de circunferencia de cintura es algo que se hace principalmente en estudios de investigación. Sin embargo, hay una manera práctica en la que puedes obtener tus mediciones. Para el hombre, las cinturillas de los pantalones ya vienen en pulgadas. Para las mujeres, los pantalones están marcados como pequeños, regulares y extra grandes. Yo recomendaría que adquieras una cinta métrica no estirable. Atora esta cinta métrica con clips o seguros alrededor de la cinturilla para determinar la medida en pulgadas.

Para ambos hombres y mujeres, los pantalones utilizados para obtener la circunferencia de cintura no deberán tener cinturillas estirables o stretch.

¿Por qué es importante que conozca mi circunferencia de cintura? Al igual que el IMC, la circunferencia de cintura puede ayudar a identificar tu nivel de riesgo de desarrollar una enfermedad. Hombres que tienen una circunferencia de cintura mayor a 40 pulgadas (102 cm) y mujeres que tienen una circunferencia de cintura mayor a 35 pulgadas (89 cm) se encuentran en mayor riesgo de desarrollar diabetes, dislipidemia, hipertensión y enfermedades cardiovasculares.[1] Aquellos que están haciendo dieta y tienen una circunferencia de cintura de 40 o 35 pulgadas o menos se encuentran en menor riesgo de desarrollar una enfermedad.

Yo sé que algunos de ustedes tienen problemas de peso y prefieren no tomarse fotografías. Sin embargo, yo recomendaría que solicites a alguno de los miembros de tu red de apoyo que te tome una foto al inicio, después a los tres y seis meses de estar realizando tus esfuerzos de pérdida de peso. Ser testigo visualmente de la pérdida de esas libras no deseadas a través de estas tres fotografías en distintos tiempos, puede convertirse en una gran motivación que hará crecer la confianza en ti mismo así como en tu salud.

NOTAS FINALES

1   National Institutes of Health, National Heart, Lung, and Blood Institute, U.S. Department of Health and Human Services, and North American Associates for the Study of Obesity. *The Practical Guide Identification, Evaluation, and Treatment of Overweight and Obesity in Adults.* Bethesda, MD: NIH Publication Number 02-4084, 2002

2   www.thecalculatorsite.com/health/charts/bmi-chart.php

CAPÍTULO
2

Echa un Vistazo a Tu Salud

Si echas un vistazo a lo largo de este capítulo, encontrarás algunos términos médicos. Es probable que hayas escuchado algunos de estos términos cuando visitas el consultorio médico o cuando escuchas los reportajes de salud en las noticias. La información en este capítulo no es una táctica de miedo para persuadirte a bajar de peso, tales como ¨reduce tu peso o de lo contrario…¨ El propósito es responder a la pregunta ¨¿Por qué el sobrepeso causa enfermedades?¨

Recuerda que cuando nuestras calorías consumidas (dentro) son mayores que las calorías gastadas (fuera), hay una ganancia de peso. Yo considero al sobrepeso como una bujía biológica que hace entrar en acción a un sinnúmero de eventos en el cuerpo que llevan a desarrollar la enfermedad. Estos eventos los iremos conociendo claramente a lo largo de este capítulo. Además, la experiencia médica de un paciente ficticio será utilizada como un caso de estudio para ilustrar cómo el exceso de peso y sus consecuencias están relacionadas al diagnóstico y tratamiento actual. El segundo paso en tu camino a una mejor salud y aptitud física es convertirte en un paciente informado para mejorar tu salud.

El Exceso de Peso es como una Bujía Biológica

El sobrepeso actúa como una bujía biológica que hace entrar en acción a un sinnúmero de eventos en el cuerpo que llevan a desarrollar la enfermedad. A la luz de esto, esas libras no deseadas son definitivamente *insalubres*.

11

Evento 1

El exceso de peso debido a una alimentación no saludable y limitada realización de actividad física produce un sinnúmero de cambios no saludables en nuestros cuerpos, tales como cambios anormales en la presión sanguínea, en el sistema de coagulación, en el uso de glucosa, colesterol y grasa.

Evento 2

Estos cambios no saludables detonan un sinnúmero de anormalidades metabólicas que pueden incluir:[1]

- incremento de la presión sanguínea

- incremento de los niveles de glucosa

- incremento del colesterol LDL en sangre (c-LDL)

- disminución del colesterol HDL en sangre (c-HDL)

- incremento de los niveles de triglicéridos (grasa)

El c-HDL es bueno para la salud mientras que el c-LDL es dañino. Sin duda alguna, existen más *anormalidades metabólicas*, pero me enfoque en estas seis debido a que son las más utilizadas en el diagnóstico médico. Es importante resaltar que conforme más alterados vayan siendo los niveles de cada una de estas *anormalidades metabólicas* y mientras más anormalidades estén presentes en tu cuadro médico, mayor será el riesgo para desarrollar una enfermedad.

Evento 3

Desafortunadamente, estas anormalidades metabólicas, silenciosamente, van dañando órganos vitales y vasos sanguíneos, hasta que ya no funcionan adecuadamente, contribuyendo así a la aparición de la diabetes tipo 2, enfermedades del corazón, hipertensión e infartos.[1]

Enfoques de Tratamiento

El consejo sabio de Benjamin Franklin es, una onza de prevención vale una libra de cura; que tiene mayor significado hoy, a la luz de la magnitud del problema de obesidad y la severidad de las enfermedades asociadas (comorbilidades). Como nutrióloga en salud pública, estoy preocupada por el costo humano de la obesidad. Las enfermedades crónicas que podrían causar la muerte y los problemas relacionados al peso, que son dolorosos y debilitantes (pérdida de función física, tales como problemas ortopédicos) son emocionalmente devastadores y físicamente desgastantes. Encima de esto están las cicatrices emocionales, que cada cierto tiempo se abren de nuevo debido al negativismo de la sociedad y comentarios críticos acerca del peso, sea que tenga sobrepeso u obesidad. Para resumir, la etiqueta de costo de la obesidad es una salud y calidad de vida comprometidas, ambas física y emocionalmente; no solamente para la persona que padece sobrepeso u obesidad, sino para aquellos y aquellas personas que la aman. Existen muchos profesionistas médicos y nutriólogos que quieren ayudar. Todo lo que pedimos es que cuando vengas a nosotros tengas una mente abierta y escuches nuestras recomendaciones. Llévalas a tu corazón para que las sigas y apégate a ellas para se conviertan en una práctica de la vida diaria durante toda tu vida.

Diagnóstico Médico

Refiriéndonos al evento 2, ya sea que una, algunas o todas las *anormalidades metabólicas* estén presentes, dependerá de (1) la cantidad de exceso de peso determinado por tu IMC, tu circunferencia de cintura y (2) tu carga genética determinada por tu historia familiar y la predisposición a las enfermedades crónicas (obesidad, enfermedades del corazón, hipertensión, infarto y diabetes tipo 2).

¿Cómo es que esto se relaciona al diagnóstico y tratamiento médico? Considera lo siguiente:

1. Cuando te tomen la presión en el consultorio médico, será evaluada como normal, en el límite alto o anormalmente elevada.

2. Cuando se toma una muestra de tu sangre y se analiza para ver los niveles de glucosa, c-LDL, triglicéridos, factores de coagulación y c-HDL; los resultados del laboratorio serán evaluados como normal, en el límite alto, bajo o anormalmente altos en el caso de los primeros cuatro parámetros y bajo para el nivel de c-HDL.

3. Tu doctor evaluará todas las anteriores como normal, en el límite o anormal, además identificará cualquier otro problema de salud relacionado con el peso gracias al examen físico, historia familiar de enfermedades, historial médico y prácticas presentes de alimentación y actividad física. Todo esto ayudará a tu médico a decidir la dosis de medicamentos que mejor encaje con tu cuadro médico.

Medicamentos de Apoyo

Individuos que están tomando medicamentos prescritos para presión arterial, glucosa, colesterol, triglicéridos y coagulación sanguínea puede que necesiten tomar algunos pasos extras para disminuir el riesgo de desarrollar una enfermedad. El exceso de peso no es solamente un problema médico, sino también un problema nutricional. Los medicamentos como aquellos prescritos para presión arterial, glucosa, colesterol, triglicéridos y coagulación sanguínea pueden solamente controlar su respectiva *anormalidad metabólica* pero no pueden corregir la razón principal del problema que es el exceso de peso causado por hábitos de alimentación no saludables e inactividad física. Por consiguiente, estos medicamentos deberían ser vistos en la terapia en un rol de apoyo. En otras palabras, para el tratamiento la dependencia total en medicamentos debería ser evitada.

Es importante saber que hay drogas específicas dentro de la categoría de medicamentos pueden generar ganancia de peso. Si sospechas que una de estas drogas está causando ganancia de peso, pregunta a tu farmacéutico si esto es verdad y si hay alguna alternativa que no genere ganancia de peso. Si hay una alternativa, pregunta a tu médico si aprobaría esta alternativa. En muchos casos, los medicamentos de apoyo pueden ser ajustados (disminuir la dosis) o discontinuados en respuesta a una mejoría del cuadro médico, resultante de la pérdida de peso y realización de actividad física.

Medicamentos y Suplementos para la pérdida de peso

Se aconseja fuertemente que no adquieras medicamentos o suplementos para pérdida de peso a través de la televisión o el internet. Medicamentos prescritos para la pérdida de peso deben ser aprobados por y tomarse bajo la supervisión de tu médico. Él o ella podrá determinar la dosis, duración y efectividad de tal manera que se eviten los efectos secundarios.

Los medicamentos para pérdida de peso son más efectivos cuando se utilizan en conjunto con un plan de alimentación balanceado para perder o mantener peso, así como al incrementar la realización de actividad física. Sin embargo, es muy común que una vez que se deja de consumir el medicamento (o suplemento) se vuelve a ganar el peso (rebote). Estos medicamentos no son mágicos y no fueron diseñados para usarse indefinidamente.

Yo no recomendaría el uso de suplementos para pérdida de peso. ¿Por qué? La seguridad, contenido y efectividad de estos productos no está garantizada, ya que pueden salir a la venta sin la aprobación de la Administración Federal de Drogas (FDA por sus siglas en inglés).

Los suplementos para pérdida de peso pueden contener estimulantes, tales como tés, que pueden incrementar la presión sanguínea. Esto podría ser dañino en aquellas personas que están en dieta, que ya tienen un problema de presión sanguínea. Dichos suplementos pueden ser muy costosos no sólo para tu salud sino también para tu cartera porque son caros.

Recomendaciones nutricionales

El exceso de peso es tratable. La mejor terapia está bajo tu control. La reducción de peso e incrementar la actividad física puede disminuir o corregir no solamente las complicaciones de salud sino también el estrés emocional asociado a las enfermedades relacionadas al peso.

Recuerda que el exceso de peso es causado por hábitos de alimentación no saludables y limitada actividad física. Actualmente, los americanos están consumiendo más comidas y refrigerios fuera de casa, especialmente comida rápida, que es alta en calorías, colesterol, grasa y sal. También están consumiendo bastantes alimentos que son altos en grasa y azúcar o sal, tales como postres, pasteles, papas a la francesa, papitas y bebidas azucaradas, tales como bebidas sin alcohol y té endulzado.

El plan de pérdida de peso en este libro provee un balance saludable de nutrientes y puede asistirte en la reducción de peso. La dieta se enfoca en productos lácteos sin grasa o bajos en grasa; carnes magras; frutas y verduras; pan integral, cereales y pastas; y grasas monoinsaturadas y omega-3. También es recomendable que minimices tu ingesta de comidas altas en grasa y azúcar o sal, bebidas azucaradas y comidas o refrigerios que sean consumidos fuera de casa.

El Rol de la Genética

El exceso de peso puede aumentar las *anormalidades metabólicas* vistas en pacientes con predisposición genética a la enfermedad, tales como diabetes tipo 2, enfermedades cardíacas, presión sanguínea elevada e infarto. Para algunas personas que se encuentran realizando dieta la reducción de peso puede tener un efecto benéfico, sin embargo debido a la severidad de la enfermedad habrá algunos que requieran tratamiento farmacológico continuo.

El Pirata Metabólico Invisible

Recuerda que el exceso de peso produce *anormalidades metabólicas* que silenciosamente pueden dañar vasos sanguíneos y órganos vitales. El mejor tiempo para aplicar las recomendaciones médicas y nutricionales descritas anteriormente es ahora.

Debido a las diferencias individuales en la genética, algunas personas que están realizando dieta puede que no alcancen el rango de peso para un IMC normal. En este caso, si tienes una o más *anormalidades metabólicas*, sería mejor que adoptaras las prácticas de alimentación recomendadas y que incrementes la realización de actividad física para que tus niveles de presión sanguínea, glucosa, c-LDL, c-HDL y triglicéridos puedan corregirse. Estas recomendaciones también aplican para el resto de las personas que se encuentren haciendo dieta. *Considera la mezcla de anormalidades metabólicas como un pirata metabólico.* No dejes que el pirata metabólico incluya tu salud y calidad de vida como parte de *su* tesoro.

Quiero enfatizar aquí, que corregir el exceso de peso es algo que está bajo tu control-eso es, puede ser corregido. En los capítulos siguientes he identificado las prácticas no saludables que contribuyen al exceso de peso y recomendaciones prácticas para corregirlas. Recuerda tú estás a cargo. Tú puedes identificar las prácticas no saludables que han ocasionado tu problema de peso y seguir las recomendaciones para corregirlas de tal forma que puedas mejorar tu salud y alcanzar la calidad de vida que mereces.

Mi Progreso: Cuaderno de Trabajo

Es común que algunos individuos estén renuentes a someterse a un examen físico y a que les extraigan sangre para realizar análisis de laboratorio. Sin embargo, para aprovechar al máximo el programa de pérdida de peso establecido en este libro, recomiendo que lleves un libro de trabajo, puedes utilizar un cuaderno de espiral o la computadora. ¡Piensa positivo! Nombra a este libro "Cuaderno de Trabajo de Mi Progreso." En este cuaderno de trabajo, se te pedirá que escribas los resultados solicitados en los diferentes capítulos. Por ejemplo, en el capítulo 1, escribe los resultados acerca de tu IMC y circunferencia de cintura al inicio de tus esfuerzos en la pérdida de peso, luego en tres y seis meses.

En el capítulo 2, escribe tu lectura de presión sanguínea indicando si está normal, en el límite alto o anormal al inicio de tus esfuerzos en la pérdida de peso, luego en tres y seis meses. Sugiero que cada visita escribas tus resultados de la toma de presión. También escribe los resultados de los análisis de laboratorio de tus niveles sanguíneos de glucosa, c-LDL, c-HDL y triglicéridos indicando si está normal, en el límite alto o anormal al inicio de tus esfuerzos en la pérdida de peso y luego en seis meses. Si es posible para ti y para tu médico, los análisis sanguíneos en tres meses son recomendables si algún constituyente sanguíneo específico resultó en el límite o anormal en los resultados iniciales. Además, si estás tomando algún medicamento de apoyo, para reducir la glucosa o la presión sanguínea, pudiera ser necesaria la reevaluación de este constituyente sanguíneo específico más seguido. Recuerda que mientras se pierde peso, la dosis de medicamentos puede reducir o discontinuarse. Revisa con tu médico. Por último, escribe los medicamentos que te prescribieron al inicio, en tres y seis meses.

Puntos prácticos incluyen los siguientes:

- Llama a tu médico para realizar citas, y explícale que estás tratando de reducir tu peso y que quisieras que te tomen la presión y análisis de sangre.

- Solicita citas temprano por la mañana (antes del desayuno) para que los resultados de los análisis de laboratorio sean en ayunas.

- Asegúrate de solicitarle a tu médico análisis de tu glucosa sanguínea y una orden de perfil lipídico completo, que incluirá los niveles de c-LDL, c-HDL y triglicéridos.

- Solicítale a tu médico que te explique los resultados de tu lectura de presión sanguínea y resultados de análisis de laboratorio en cuanto a si están en el rango normal, límite anormal o anormal. Solicita una copia de tus análisis de laboratorio.

Reducir tu IMC, circunferencia de cintura, mejorar la presión sanguínea y los constituyentes sanguíneos específicos, puede ser muy gratificante y un aliciente para continuar tus esfuerzos en la pérdida de peso. A través del seguimiento de tu información médica y medicamentos consumidos, puedes determinar qué tan efectivos son tus esfuerzos para perder peso, basados en la mejoría de tus parámetros médicos y la reducción del consumo de medicamentos asociados. En lugar de dietas rápidas, los cambios positivos enfatizan los beneficios que se pueden lograr a través de un programa de reducción de peso cuidadosamente planificado. Para ilustrar la importancia de este cuaderno de trabajo, a continuación encontrarás el caso de estudio de un paciente.

Si tienes sobrepeso y no tienes problemas de presión sanguínea o cualquier otro de los riesgos sanguíneos relacionados, y quieres mantener tu peso actual, es muy recomendable que leas los capítulos siguientes. Estos capítulos son relevantes, no solamente para la reducción de peso sino también para la prevención de la ganancia de peso.

Reúne a Tus Tropas de Apoyo

Acércate a miembros de la familia, parientes, amigos y compañeros de trabajo para que sean parte de tu equipo de apoyo o funjan como socios de apoyo. Trata de reunirte con ellos cada dos semanas o en el periodo de tiempo que prefieran para que discutan las recomendaciones de este libro y lo que has escrito en tu cuaderno de trabajo, compartir ideas e intercambiar experiencias.

La Experiencia Médica de Un Paciente

He creado una experiencia médica para este paciente con la finalidad de enseñarte cómo es que los conceptos médicos, el diagnóstico y las recomendaciones médicas y nutricionales en estos últimos dos capítulos se conjugan para brindarle una experiencia médica positiva que mejora no solamente su salud sino también su bienestar emocional. Este paciente y la información de las personas en los capítulos siguientes también han sido creados por la autora.

Esta paciente de 27 años, es secretaria en un bufete de abogados local. Como resultado, su estilo de vida es básicamente sedentario. Ella no fuma ni consume bebidas alcohólicas. Esta paciente es una madre soltera, educando a su hija de 6 años de edad. Su esposo falleció el año pasado de cáncer cerebral. Debido a su peso, esta pena y el estrés de ganarse la vida para ella y su hija, ella ha estado experimentando ataques de depresión. La madre de Jane, dos amigas y una compañera del trabajo querían ser parte de su equipo de apoyo porque también querían perder peso.

Al inicio de su programa de reducción de peso, su estatura era de 5 pies y 5 pulgadas (165 cm) y su peso era de 168 libras. (76 kg) De acuerdo a su estatura y peso, su IMC era de 28 y la clasificación de IMC que le correspondía era de sobrepeso. También, su circunferencia de cintura era de 36 pulgadas (una circunferencia de alto riesgo).

En su primera cita, con base en la revisión y su historial médico, esta paciente no tenía enfermedades serias, pero se identificaron enfermedades como el reflujo gástrico y la depresión. Su médico le prescribió una dosis total de 20 mg de un medicamento antidepresivo y 300 mg de medicamento para reducir el problema de reflujo. Ella le confesó a su médico que generalmente durante sus ataques de depresión, come en exceso.

- Su presión sanguínea estaba elevada en 142/84 mm Hg.

- Su nivel de colesterol LDL estaba en el límite en 141 mg/dL.

- Se determinó que la presión sanguínea elevada y el colesterol al límite se debían en parte al sobrepeso, la circunferencia de cintura, la inactividad física, el estrés y en parte por su historia familiar de enfermedad cardíaca prematura. Los resultados de sus análisis de laboratorio (mg/dL) se encontraban dentro de rango normal-eso significa, glucosa menor a 100 o la HbA1c (hemoglobina glucosilada) en 5.7 por ciento, triglicéridos en menos de 150 y el c-HDL en 50 o más.

Una dietista registrada le dio los siguientes consejos:

- Ella deberá seguir un plan de pérdida de peso con una dieta baja en calorías que le permitirá perder cerca de veinticinco libras, en un periodo de seis meses.

- Este plan incluye productos lácteos bajos en grasa, carnes magras, frutas y vegetales, productos integrales y un énfasis en grasas monoinsaturadas y omega-3

- Debido a la presión sanguínea elevada, se le aconsejó que vigilara el uso de sal y que redujera el consumo de alimentos salados. Ella quería incrementar gradualmente su nivel de actividad diaria de sedentaria a caminar enérgicamente con su hija sesenta minutos durante tres días y luego cinco días a la semana. Ella y su hija eran voluntarias para limpiar la iglesia después del servicio los domingos (sesenta minutos). Además, ella se inscribió en una clase de baile cuadrado (sesenta minutos) una vez a la semana en la universidad comunitaria local. Este incremento en el ejercicio no solamente le ayudará a reducir su peso, sino que también ayudará a mejorar su salud cardio-respiratoria, reducir el estrés, la depresión y a construir su autoestima.

Para reducir la presión sanguínea y los niveles de colesterol, en lugar de tomar medicamentos, ella decidió reducir su peso siguiendo una dieta baja en grasa, sodio y mejorar su aptitud física. Su médico también creía que una pérdida de peso de veinticinco libras y una mejora en la actividad física reduciría su presión sanguínea y mejoraría sus niveles de colesterol. Debido a su preocupación por los hallazgos médicos descritos anteriormente, Jane estaba decidida a reducir su peso e incrementar la actividad física, de tal manera que no le recomendaran medicamentos para promover la pérdida de peso. Sin embargo, su médico le prescribió medicamentos para el reflujo y la depresión. En tres meses, estas decisiones serán reevaluadas.

A los 3 meses ella ya había perdido 12 libras. A pesar de esto en su status de peso permanecía como sobrepeso, su IMC se redujo de 28 a 26. Su circunferencia de cintura se redujo de 36 a 34 pulgadas (una circunferencia de cintura de bajo riesgo).

Tenga en cuenta que una modesta pérdida de 12 libras y una reducción en la circunferencia de cintura de 2 pulgadas, puede afectar positivamente la presión sanguínea y los niveles de colesterol.

- Su presión sanguínea de inicio se redujo de 142/84 (elevada) a 129/79 mm Hg (en el límite).

- Su nivel de colesterol LDL se mantuvo en el límite pero redujo de 141 a 122 mg/dL.

- Sus niveles de glucosa, triglicéridos y c-HDL se mantuvieron entre los rangos normales.

También incremento el nivel de ejercicio, cinco días a la semana de caminar enérgicamente, continua limpiando en su iglesia y asistiendo a las clases de baile, lo que ha influenciado positivamente estos parámetros. A la luz de estos cambios positivos, se le recomendó que continuara con el mismo plan de reducción de peso. Se le indicaron los mismos medicamentos y dosis, porque aún presentaba problemas con el reflujo y la depresión.

A los 6 meses, ella había perdido 22 libras. Como resultado, su IMC se convirtió en 24, colocándola en el rango normal de peso. Su circunferencia de cintura se redujo 2 pulgadas de 34 y 32 pulgadas (bajo riesgo).

Ella continuo con 5 días a la semana de caminar enérgicamente, la limpieza en la iglesia y asistiendo a las clases de baile. Su mayor pérdida de peso, reducción de circunferencia de cintura y la continuidad en la realización de actividad física dio como resultado lo siguiente:

- Su presión sanguínea se redujo de 129/79 (límite) a 119/76 mm Hg (normal).

- Su colesterol LDL se redujo de 122 (límite) a 99 mg/dL (normal).

- Sus niveles de glucosa, triglicéridos y c-HDL se mantuvieron en rangos normales.

Debido a su historia familiar de enfermedades cardíacas, su médico recalcó la importancia de continuar con una dieta baja en grasa, sal y alta en fibra, mantener su peso actual y mejorar el nivel de actividad física.

Durante los seis meses, con comidas más regulares, porciones más pequeñas y una cuidadosa selección de alimentos, sus episodios de reflujo gástrico fueron menos frecuentes. Gracias a los cambios positivos en su peso, ejercicio y estado de salud, ella experimentó menos periodos de depresión.

Además, ella empezó a salir con un miembro de la facultad de la universidad donde estaba tomando clases de baile. Consecuentemente, se redujeron las *dosis diarias* de sus medicamentos de 20 a 10 mg para la depresión y de 300 a 150 mg para el problema de reflujo. Actualmente ella esta físicamente apta y su cuadro médico ha mejorado porque los resultados de sus análisis de laboratorio estaban todos dentro de rango saludable. Sin embargo, a ella le gustaría perder diez o quince libras más después de su periodo de mantenimiento de seis meses. Como esta paciente, tú puedes analizar los resultados de tu examen físico con tu médico, para abrir una ventana a tu salud.

Paciente con su médico

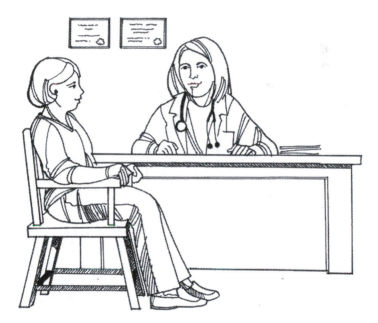

NOTA FINAL

1   National Institutes of Health, National Heart, Lung, and Blood Institute, U.S. Department of Health and Human Services, and North American Associates for the Study of Obesity. *The Practical Guide Identification, Evaluation, and Treatment of Overweight and Obesity in Adults.* Bethesda, MD: NIH Publication Number 02-4084, 2002

CAPÍTULO

3

Preparándote mentalmente para la tarea de perder peso

Una parte esencial de un programa de control de peso, debería ser la información acerca de cómo los factores psicológicos influencian el peso de un paciente. Es frecuente, que la mayoría de nosotros nos intimiden los temas relacionados con nuestra salud mental y emocional. Sin embargo, creo que existen dos poderosas influencias que pueden interferir con tus esfuerzos de mantenimiento o pérdida de peso. Son el estrés interno, como depresión debido a tu peso y estrés externo, como la presión en el trabajo. Una vez más, junto con el pirata metabólico, estas dos fuertes influencias están acechando en el fondo, esperando ansiosamente para arrebatar tu salud. ¡No los dejes ganar!

Por consiguiente, el propósito de este capítulo es llamar tu atención sobre varios obstáculos psicológicos que podrían interferir seriamente con sus esfuerzos de pérdida y mantenimiento de peso. Lo más probable, es que uno o más de estos obstáculos puedan ser responsables de una falla continua en tus esfuerzos anteriores de pérdida y mantenimiento de peso. Tales obstáculos pueden evitar que adoptes comportamientos de un estilo de vida beneficioso, que podrían mejorar tu salud. Por estas razones, es muy importante que leas cuidadosamente y por completo este capítulo y que respondas a todas las preguntas.

En este capítulo aprenderás puntos prácticos, para reducir el estrés interno causado por tres obstáculos psicológicos; en el siguiente capítulo se presentaran puntos prácticos para reducir el estrés de presiones externas. El tercer paso en tu camino a una mejor salud y aptitud física es estar psicológicamente sano al adoptar una visión positiva de ti mismo (a) y tu peso.

Identificando Tres Obstáculos Psicológicos

Los tres obstáculos psicológicos que serán identificados en este capítulo incluyen bajo autoconcepto, imagen corporal y baja autoestima. Estos obstáculos pueden mermar la autoconfianza y retrasar la superación personal. Observa en las siguientes páginas ¨Evaluando Mi Salud Psicológica¨. Ten en cuenta que hay una sección para cada uno de los tres conceptos.

Escribe las respuestas a las preguntas de autoconcepto, imagen corporal y autoestima y cómo calificarías cada uno de los tres conceptos en una escala de seis puntos y en el ¨Cuaderno de Trabajo Mi Progreso¨ en el apéndice.

Ya que esta evaluación es para tu beneficio, es muy importante que leas las preguntas cuidadosamente para que las respuestas reflejen lo mejor posible tus sentimientos y no como piensas que otros esperarían que respondieras. Con base en tus respuestas, podrás enfocarte en aquellas recomendaciones específicas que mejor se adapten a tus desafíos y preferencias personales. *La escala de seis puntos y preguntas para cada uno de los conceptos han sido diseñadas para proveer una evaluación relativa de ¨menor¨ a ¨mayor¨ para determinar tu mejora con respecto al concepto, no como un diagnóstico médico.*

Evaluando Mi Salud Psicológica

Sección 1: Tu Autoconcepto

Considerando las siguientes preguntas, califica tu autoconcepto en una escala de seis puntos, siendo uno el menor y seis el mayor. Escribe ¨DA¨ si estás de acuerdo con la pregunta, ¨IN¨ si estás indeciso (a) y ¨DS¨ si estás en desacuerdo. Por cada dos preguntas en las que respondas ¨de acuerdo¨, mueve un punto hacia arriba en la escala:

1. Soy una persona amorosa porque puedo mostrar afecto a través de acciones como una sonrisa, un cumplido, un abrazo o un beso.

2. Soy sexualmente maduro (a) porque puedo dar y recibir placer sexual.

3. Soy una persona sociable porque disfruto de compartir noticias y actividades con otros.

4. Aprecio a los demás porque valoro su presencia en mi vida.

5. Soy persona bondadosa porque cuando es necesario brindo una mano amiga o apoyo a mi familia, amigos y mi comunidad.

6. Yo me esfuerzo en mejorar intelectualmente porque continuo participando en actividades como lecturas, clases o aprendiendo alguna manualidad o habilidad.

7. Soy un (a) buen (a) ciudadano (a) porque participo en actividades como votaciones locales y mundiales así como mantenerme al tanto de las noticias.

8. Soy una persona honesta porque sigo un código moral que desaprueba robar y engañar.

9. Soy físicamente activo (a) porque me ejercito de treinta a sesenta minutos al menos 5 días a la semana.

10. Estoy satisfecho (a) con mi peso porque me gusta lo que veo en el espejo.

Sección 2: Tu Imagen Corporal

Considerando las siguientes preguntas, califica tu imagen corporal en una escala de seis puntos, siendo uno el menor y seis el mayor. Escribe "DA" si estás de acuerdo con la pregunta, "IN" si estás indeciso (a) y "DS" si estás en desacuerdo. Por cada pregunta en la que respondas "desacuerdo", mueve un punto hacia arriba en la escala:

1. Por lo general, estoy insatisfecho (a) con mi apariencia física.

2. Mi apariencia física influye mucho en mi autoconcepto (como me veo como persona).

3. De acuerdo a la escala popular de uno a diez, en cuanto al atractivo físico, me calificaría bajo (menos de cinco) debido a mi apariencia física.

4. Mi peso contribuye enormemente en cómo me siento acerca de mi apariencia física.

5. Frecuentemente me siento herida cuando soy burlada, humillada o rechazada debido a mi peso.

Sección 3: Tu Autoestima

Considerando las siguientes preguntas, califica tu autoestima en una escala de seis puntos, siendo uno el menor y seis el mayor. Escribe "DA" si estás de acuerdo con la pregunta, "IN" si estás indeciso (a) y "DS" si estás en desacuerdo. Por cada pregunta en la que respondas "de acuerdo", mueve un punto hacia arriba en la escala:

1. Me acepto, reconociendo ambas cosas, mis fortalezas y limitaciones.

2. Tengo fe en que puedo obtener las cosas que valoro en la vida.

3. Tengo confianza en que puedo enfrentar los desafíos de la vida.

4. Tengo autodisciplina, porque puedo abstenerme de aquellas cosas que son dañinas y perseguir aquellas que son benéficas.

5. Soy confiable porque hago aquellas cosas que prometí hacer tanto para otros y como para mí.

Puntos Prácticos para Mejorar Tu Auto-Concepto

Planeando Actividades

Recomiendo que planees varias actividades que pueden ayudar a mejorar tu autoconcepto. Un paso práctico es llevar un calendario de los eventos en los que puedes planear y llevar a cabo actividades específicas. Sí lo deseas puedes comprar un calendario en el que los días tengan suficiente espacio para que escribas la actividad, el horario y lugar. O puedes mantener un registro continuo (fecha, actividad, hora y lugar) por un método de elección y nombrarlo ¨Planificación Saludable¨. Durante los primeros dos meses de tu programa de pérdida de peso, selecciona uno o dos atributos (o características) que deseas mejorar, como amorosa y sociable. Para el tercer y cuarto mes, así como el quinto y sexto, continúa con la misma cantidad de atributos; continúa con un atributo y selecciona uno nuevo, o selecciona dos atributos nuevos.

La meta es que estas actividades se conviertan en parte de su rutina diaria. Para aquellas en las que marcaste en desacuerdo, planea una o dos actividades, una o más veces a la semana. Para aquellas en las que marcaste indeciso, planea una o dos actividades cada dos semanas. Es muy recomendable que pases de quince a veinte minutos el fin de semana para planear y pensar acerca de las actividades para la siguiente semana o dos semanas.

Se pueden incluir otros puntos prácticos como los siguientes:

- Esfuérzate por llenar tu calendario con un balance de actividades – aquellas que se realizan para la disfrutarlas, por superación personal y aquellas que se llevan a cabo en amor y servicio a los demás.

- Tal vez desees tener un balance en tus actividades planeando algunas que harás sin compañía, pero sería de ayuda incluir actividades que pueden ser realizadas con amigos y miembros de la familia que pueden ser de apoyo. Por lo general pueden darle un empuje a tu entusiasmo cuando estas titubeante, también pueden apoyarte al darte una lluvia de nuevas ideas y actividades.

- Lo mejor es que inicies con actividades que son simples y después pases a las más exigentes.

- Planea algunas actividades que sean comunes, otras que sean nuevas y algunas que echen a volar tu imaginación.

- La mayoría de tus actividades deben estar orientadas a la acción (quema de energía) y deberán sacarte de tu casa.

- Busca que tus actividades incluyan una variedad de recursos: librerías y tiendas de artesanías, bibliotecas, internet, talleres profesionales y otros lugares similares.

Actividades Recomendadas

Actividades para aumentar tu autoconcepto en los atributos personales en la sección 1, incluyen las siguientes:

1. Amoroso (a), agradecido (a) y sociable

   - Inicia con una sonrisa, cumplido, toque, abrazo o beso.

   - A continuación, ofrece tu ayuda para alguna tarea doméstica, de jardín, tomar un recado para otro miembro de la familia. Si es necesario, puedes ofrecerte para ser niñero (a) o para ayudar a un hermano o hermana con su tarea escolar.

- Toma tiempo para pasar con un ser amado, ya sea visitándolo o compartiendo actividades como juegos de mesa o ver fotos familiares.

- Planea salidas especiales con amigos o miembros de la familia, incluyan actividades del día como ir al centro comercial, eventos deportivos o una visita al museo.

2. Cuidadoso (a)

- Quizá quieras comenzar con las actividades del apartado anterior; amoroso (a), agradecido (a) y sociable.

- Comienza a realizar labores de la casa, del patio o mandados para tus vecinos que sean ancianos o personas con necesidades especiales.

- Aplica para ser entrenador (a) voluntario (a) en algún equipo deportivo de interés.

- Sé voluntario (a) en el refugio de animales.

- Participa o contribuye voluntariamente en eventos de recaudación de fondos, servicios de caridad o en alguna organización local de interés.

3. Sexualmente maduro (a)

- Además de compartir del placer sexual, explora otras ideas románticas. Periódicamente llévale un regalo especial a tu ser amado como flores, una tarjeta o un poema.

- Planea una cena romántica la luz de las velas, un picnic para dos en el parque o una noche tranquila con música.

- Una noche en el cine, un juego o un concierto siempre es bien apreciado.

4. Mentalmente

- Intenta ir a un parque o librería y leer uno o dos capítulos de un libro que te interese, leer uno o dos artículos de tu revista favorita o responder uno o dos crucigramas.

- Visita la librería o biblioteca local y explora las nuevas selecciones de ficción o no ficción.

- Trata de revisar o tomar una clase (literatura, escritura creativa, mitología, fotografía, etc.). Aprende una nueva manualidad (tejido de punto, tejer con ganchillo, punto de cruz, fabricación de cerámica, etc.) o un nuevo pasatiempo (jardinería, trabajos en madera, etc.). Busca nuevas ideas de manualidades o artes en revistas y sitios de internet, tales como los que presentan ideas para decorar el hogar.

- Explora una nueva habilidad (computación, defensa personal, carpintería básica, cocinar, coser, acolchado, etc.). Si te encanta actuar, únete a un grupo local de teatro.

5. Buen ciudadano (a)

- Inicia por mantenerte regularmente al tanto de las noticias mundiales y locales.

- Investiga acerca de los candidatos y temas relacionados a las votaciones y siempre honra la ley.

- En tu librería local compra o lee las revistas que proporcionan noticias y artículos acerca de salud. Vuelve a leer la Declaración de Independencia, el Discurso de Gettysburg y la Declaración de Derechos.

- Escríbele a tu congresista local o federal acerca de temas que te preocupan. Ve en línea o visita museos o sitios de importancia histórica.

6. Honestidad

- Debido a que la honestidad se basa en un código moral, tal vez quieras enfocarte en el crecimiento espiritual, ya sea en Dios o en un poder supremo.

- Comienza a atender un lugar de adoración de tu elección regularmente.

- Encuentra un lugar callado para leer pasajes inspiradores de un libro religioso de tu elección.

- Visita una biblioteca o librería para revisar los libros más nuevos en temas espirituales. Pregunta a tu bibliotecario acerca de los autores que escriben novelas inspiradoras.

- Únete a un grupo de estudio de la Biblia o coro.

- Participa voluntariamente como ujier, asistente o maestro para la escuela dominical o como líder de las actividades juveniles.

7. Físicamente apto

- En el capítulo 9, con base en la aprobación de tu médico, establecerás metas y planearás un programa de aptitud física.

- Para el propósito de tu calendario, es posible que quieras anotar las actividades como tus visitas a un centro de salud local, a nadar o a tomar clases de aerobics.

- También anota en tu calendario la actividad física en familia, tales como senderismo, andar en bicicleta juntos o una noche familiar de bolos.

8. Peso

- En el capítulo 8, elegirás un plan de alimentación nutricional balanceado, que te permitirá alcanzar una pérdida de peso realista y un peso saludable.

- Dentro de tu plan de alimentación, selecciona una variedad de alimentos y bebidas que te provean los nutrientes que pueden dar un aspecto saludable a tu cabello, piel y dientes (para esa hermosa sonrisa).

- Además se te solicitará que busques en tus tiendas favoritas productos bajos en grasa.

- Para descubrir nuevas recetas bajas en grasa puedes visitar tu biblioteca, librería local o en internet.

- Planea preparar las recetas bajas en calorías que hayan sido de interés.

- Es muy recomendable que involucres a los miembros de tu familia en las tres actividades anteriores, especialmente a los niños, ya que brindan excelentes oportunidades para aprender.

- Puedes usar tu calendario de eventos para planear estas actividades.

Puntos Prácticos para Mejorar Tu Imagen Corporal

Una Perspectiva Saludable versus Una No Saludable

Recomiendo que adoptes una perspectiva saludable acerca de tu peso. Muchas personas con sobrepeso y obesidad desean reducir su peso para ¨verse mejor¨. Sin embargo, cuando la pérdida de peso esperada no es alcanzada o cuando el peso que se ha perdido se ha ganado de nuevo, se decepcionan y se sienten derrotados. El grado de estos sentimientos depende de cuántos intentos han realizado para deshacerse de esas libras no deseadas.

¿Por qué? Lo más común es que es el resultado de la perspectiva psicológica de una persona. Los cuatro parámetros que moldean esta perspectiva incluyen el autoconcepto, la imagen corporal, la apariencia física y el peso de una persona.

Revisa tus respuestas a las primeras cuatro preguntas en la sección 2. Si estuviste en desacuerdo con estas preguntas, tienes una perspectiva saludable, lo que incluye lo siguiente:

- Una perspectiva saludable, es cuando los cuatro parámetros están en balance (ningún parámetro predomina).

- Esta es una perspectiva constructiva, expresada con emociones, acciones y pensamientos positivos.

En contraste, si estuviste de acuerdo con una o más de estas cuatro preguntas, tienes una perspectiva no saludable, que incluye lo siguiente:

- Una perspectiva no saludable, es cuando los cuatro parámetros están fuera de balance (uno o más parámetros predominan).

- Esta perspectiva no es productiva, expresada con emociones, acciones y pensamientos negativos.

- Esto es especialmente cierto cuando el peso es el parámetro abrumador.

Esta evaluación fue diseñada para ayudarte a darte cuenta de lo siguiente:

- Además de tu apariencia física, tienes muchos otros atributos personales dentro de tu autoconcepto (físico, mental y emocional) que son atractivos; por ejemplo, participar en el deporte que amas, obtener buenas calificaciones, preocuparte por otros. Estos atributos te hacen ser atractivo (a), admirado (a) y respetado (a) por otros.

- Igualmente, tienes otros atributos físicos que pueden hacerte atractivo (a) para los demás, como compartir el placer sexual y estar físicamente en forma.

- Aparte de tu peso, tienes otras características físicas que pueden hacerte atractivo (a) – por ejemplo, ojos que se iluminan con interés y risas, un cabello saludable, una piel que brilla y una sonrisa siempre lista. Todos estos son universalmente atractivos.

- Ser demasiado crítico con tu peso puede evitar que aprecies las características que te gustan.

- Más importante aún, cuando el peso se vuelve una preocupación primordial, puede distraerte de todos los demás atributos personales que posees y que te hacen una persona hermosa y única.

Ten en mente que no está mal perder peso para mejorar tu apariencia física. Sin embargo, busca alcanzar una perspectiva saludable, en la que la pérdida de peso es una de las metas, no una obsesión.

Selecciones de Vestuario Positivo versus Negativo

Concéntrate en encontrar un look que sea muy tuyo. En una clase universitaria sobre telas, aprendí una gran cantidad de consejos relacionados al vestuario que han sido de mucha ayuda y pueden recomendarse a personas con sobrepeso u obesidad. Me gustaría compartirlos contigo:

- Selecciona colores obscuros, ya que tienen un efecto adelgazante, tales como negro, azul marino, gris carbón, verde obscuro o granate profundo.

- Evita colores vivos, porque atraen atención inmediata.

- Sustituye los colores vivos con colores pastel y tenues.

- Quédate con los estampados pequeños.

- Los diseños largos y vivos, no sólo llaman la atención sino que también aumentan el tamaño. Selecciona las rayas verticales más delgadas en lugar de las horizontales.

- Las rayas verticales delgadas tienen un efecto adelgazante, también enfocan la atención en el largo en lugar del ancho.

Cuando yo era una adolescente gordita, el último grito de la moda del día eran los pantalones elásticos con estribos para los talones. Me probé unos negros. Cuando me vi en el espejo, me sorprendí al ver el efecto adelgazante de estos pantalones oscuros.

Aceptar versus Rechazar la Negatividad Relacionada al Exceso de Peso

La negatividad relacionada al sobrepeso y la obesidad puede producir y reforzar una imagen corporal pobre así como amenazar tu éxito en la pérdida y mantenimiento de peso.

No se debe subestimar el poder de esta influencia negativa. Se requieren grandes esfuerzos para combatir esta fuerza, descritos en los siguientes puntos prácticos:

- Críticas del pasado y el presente acerca de tu peso, sea en forma de humillación, burla o rechazo, es una fuerza que produce y refuerza una imagen corporal pobre.

- Estas experiencias degradantes consiguen desencadenar pensamientos negativos que pueden desembocar en emociones y acciones no saludables. No te detengas en estos insultos y críticas del pasado.

- Lo más común es que estos comentarios críticos y acciones negativas provengan de una persona desconsiderada, cruel o prejuiciosa, juzgándote con base en las nociones, derivadas por la sociedad, acerca de las personas con obesidad o sobrepeso.

- Aunque es difícil, aprende a ignorar sus comentarios y acciones.

- ¿Quién quisiera estar con estas personas de mente cerrada y tan negativas?

- Si esto es inevitable, como lo es con la familia o un colega en el trabajo, aprende a desconectarte.

- Sólo recuerda que tu apariencia física es un blanco momentáneo para su abuso, ya que rápidamente regresaran a sus propios problemas y preocupaciones.

- Trabaja duro para encontrar viejos y nuevos miembros de la familia y amigos que serán de apoyo, con los que compartes intereses similares.

Si experimentas comentarios degradantes por parte de un profesional de la salud, dichos comentarios no son necesarios ni profesionales. No renuncies a la atención médica, que puedas necesitar, debido a estas observaciones. Si te encuentras con un comportamiento tan poco sincero, confronta al profesional de salud, diciéndole: "No vine por tales comentarios." Todos los pacientes merecen respeto.

No te desanimes debido a la perspectiva negativa de la sociedad con respecto a las personas con obesidad o sobrepeso:

- Es muy importante no sucumbir ante el mensaje no saludable, de los medios de comunicación, en el que expresan que la delgadez es el estándar ideal para la atracción física.

- Deja de compararte con otros, especialmente con los famosos.

- Hazte la pregunta "¿Es la delgadez una medida significativa que usaría para determinar el valor del otro?" Para la mayoría de nosotros, no lo es.

- El peso no debería ser el estándar para juzgar el valor de otras personas. Esto incluye tu valor.

- En comparación al peso, ser amigable, amable, confiable y trabajador son características que tienen mayor peso en términos del amor, aceptación y respeto hacia una persona; de igual forma en términos de la competencia de una persona a los ojos de los demás.

Mujeres, no necesitan un rostro bonito y una figura súper delgada; hombres no necesitan un hermoso rostro y un físico pulido para ser aceptados y respetados. Son los talentos, personalidades y compromisos de las personas; no el peso, lo que determina su habilidad para formar relaciones de amor y lograr lo que deseen. Trata de concentrarte en esos atributos personales que realmente hacen una diferencia en ti y en los que amas.

Autoaprobación versus Autocrítica y Pensamientos Derrotistas

Reemplaza pensamientos destructivos y la autocrítica acerca de tu peso, como "estoy muy gordo (a)." y "No conseguiré un trabajo"; por pensamientos de autoaprobación como "todos somos especiales, incluyéndome", "soy único (a)", "mis talentos me ayudarán a tener éxito" y "soy saludable y capaz". Empieza a entrenar tus pensamientos para que sean positivos, abiertos y asertivos, especialmente acerca de tu peso.

En caso de que estos pensamientos negativos se vuelvan abrumadores, busca un lugar callado para meditar (capítulo 4).

Emociones y Acciones Constructivas versus Destructivas

Experiencias negativas relacionadas al peso así como la autocrítica o la crítica realizada por otros acerca de tu peso pueden desencadenar pensamientos autocríticos y derrotistas. Los pensamientos de autocrítica y derrota no son solamente dolorosos personalmente y generadores de dudas, sino que también pueden originar emociones negativas fuertes que pueden resultar en acciones destructivas, que incluyen a otros. Depresión y resentimiento pueden llevar al aislamiento; el enojo puede ocasionar que arremetas contra otros y la frustración puede dar como resultado que frecuentemente discutas con otros.

Recurre a tu fuerza interior y dirige tu atención a actividades más constructivas. Lee uno o dos capítulos de tu novela o revista favorita; ve un video nuevo o favorito; completa un crucigrama o trabaja en una manualidad de tu interés. Concéntrate en ser positivo. En otras palabras, no te estanques en los pensamientos negativos. Para vencer los fuertes pensamientos negativos, es necesario controlar tus emociones y mantenerte ocupado (a), promoviendo así el bienestar psicológico.

Sobrealimentación Emocional

Depresión, enojo, frustración y otras emociones fuertes pueden desencadenar la sobrealimentación emocional. Considera lo siguiente:

- En muchos casos, el estrés emocional te lleva automáticamente al refrigerador o a la alacena.

- Generalmente, los elegidos son los alimentos y bebidas altos en calorías, azúcar y grasa y que están al alcance fácilmente. Esto puede llevar a un consumo elevado de calorías y al exceso de peso.

- Cuando estas experimentando estrés emocional, haz una pausa y respira profundamente para que evites reaccionar inmediatamente a este impulso guiado por las emociones de sobrealimentarte.

- En el capítulo 7, conocerás "el medidor de energía" y te pediré que coloques esto en tu refrigerador y alacena.

- La intención al colocar este medidor en tu alacena o refrigerador, es ayudarte a hacer una pausa y preguntarte, "¿Realmente tengo hambre?" Lo más probable es que no.

- Básicamente, el propósito de este medidor es ayudarte a reducir la sobrealimentación inconsciente o impulsiva.

- Además, reduce tu dependencia en señales externas, como anuncios de comida, que te incitan a comer, mientras te alientan a que estés atento (a) a tu sensación interna de hambre o saciedad.

- Enfócate en reemplazar estos impulsos emocionales para sobrealimentarte con acciones más constructivas que requieran activación física y te lleven fuera de casa. Con el tiempo, concéntrate en reducir la sobrealimentación emocional al estar más conectado (a) con tus señales internas, hasta que comer conscientemente se vuelva parte de tu naturaleza.

La sobrealimentación impulsiva se desencadena no sólo por estrés emocional sino también por el estrés de la vida diaria. En el capítulo 4, técnicas de relajación mental y física adicionales serán descritas y pueden aplicarse para ambas causas de sobrealimentación.

Ejemplos de Experiencias que Involucran Pensamientos, Emociones y Acciones Negativas.

Hasta ahora, los puntos prácticos vistos, pueden parecerte naturalmente abstractos. Los tres ejemplos siguientes traerán estos conceptos abstractos a la tierra. Las técnicas físicas y mentales descritas en el siguiente capítulo también pueden ser usadas para reducir el estrés emocional relacionado al peso.

Ejemplo A: Una mesera en un restaurante local

Razón: Me vi en mi nuevo traje de baño en el espejo.

Considera la siguiente situación:

- Reacciones: Yo pensé, *Me veo como una ballena varada. Las personas mirarán.* Me frustré, me enojé y quería comer.

- Resultados: En la cocina, vi el medidor de energía en mi refrigerador. Me recordó que debía preguntarme, ¨¿Realmente tengo hambre?¨ Decidí que no tenía hambre. Recordé que puedo hacer algo constructivo, así que llamé a mi amiga para salir a andar en bicicleta, lo que ayudo a sentirme tranquila y en control.

- Recompensa: Me recompensé, haciendo un proyecto de punto de cruz.

Ejemplo B: Una empleada de una tienda local de comestibles

Considera este proceso de pensamientos:

- Razón: Mi tía hizo un comentario crítico: ¨Chica, realmente te estas poniendo gordita.¨

- Reacciones: Yo pensé, *¡Esos bultos son asquerosos! Los chicos pensarán que no soy atractiva.* Me sentí resentida y deprimida.

- Resultados: Me tomé un momento para meditar. Este tiempo me ayudó a abrir mi mente para enfocarme en mis atributos personales positivos que son únicamente míos. Mi agitación emocional disminuyó. También recordé la importancia de reunirme con personas que me apoyen. Así que participé en una caminata en la naturaleza con amigos, lo que redujo mi estrés y me dio paz mental.

- Recompensa: Decidimos ir al golf miniatura a jugar el sábado.

Ejemplo C: Un contador en un negocio local

Considera el siguiente escenario:

- Razón: En una fiesta, mi suegro dijo, ¨¡Chico, has empacado las libras!¨

- Reacción: Yo creía que todos se estaban concentrando en mi flacidez. Me sentí decepcionado, avergonzado, frustrado, resentido y enojado.

- Resultados: Quería ir al snack bar, cavar y ahogarme en cerveza. Pero recordé hacer una pausa por unos momentos para tomar un descanso de mis pensamientos llenos de odio por él e incluso por mí. Me di cuenta de que él tenía razón y que yo necesitaba aprender a comer con mayor cuidado así como incrementar mi actividad física. Como resultado, no lleve a cabo los atracones incontrolados que tenía planeados.

- Recompensa: Le pedí a algunos de mis amigos que fuéramos a jugar golf en la semana, una actividad que me gusta y que no he realizado por algún tiempo.

Cuando seas confrontado (a) por comentarios o experiencias negativas relacionadas con tu peso, recuerda llevar a cabo una acción constructiva para tomar control del estrés emocional, que es dañino tanto física como emocionalmente.

Cuando te sientas deprimido (a), revisa todos los pasos prácticos anteriores para mejorar tu imagen corporal.

Puntos Prácticos para Mejorar Tu Autoestima

En Camino a Tu Crecimiento Personal

Para mejorar tu imagen corporal, adoptaste una perspectiva saludable con respecto a tu peso. Al hacerlo, puedes darte cuenta que alcanzar la felicidad personal no requiere un peso perfecto. Para mejorar tu autoconcepto, hiciste el compromiso de planear y llevar a cabo una variedad de actividades constructivas, que van desde simples a más complicadas. A través de esto, enfrentaste nuevos retos, descubriste talentos especiales, aprendiste nuevas habilidades y te enorgulleciste de tus logros. Dichas actividades pueden incrementar la automotivación, disciplina y confianza. Mantenerte en tu compromiso a realizar dichas actividades también demuestra que eres confiable y paciente, capturando la admiración y respeto de los miembros de la familia, amigos, colegas y tu comunidad. De igual forma ellos te ayudarán a reforzar el respeto a ti mismo. Todos estos cambios positivos te pusieron en el camino a tu crecimiento personal, que es esencial para la aceptación y seguridad en sí mismo. Para una salud psicológica y autoestima saludable, la aceptación y seguridad en sí mismo son necesarias. Invertir en tu salud psicológica y una perspectiva positiva para el futuro es un beneficio no sólo para ti sino para tu familia.

Otra forma práctica en la que puedes incrementar tu autoestima es leer y llevar al corazón los compromisos positivos del día.

Escribe estas declaraciones positivas en una hoja, con letra grande. Coloca esta lista en tu refrigerador para leerla antes de consumir el desayuno.

Encontrarás un ejemplo de las declaraciones positivas que puedes utilizar. "Filtrando afuera lo negativo, mientras me enfoco en lo positivo", úsalo como lema. Repite estas declaraciones a ti mismo (a):

1. Tengo fe en mí y en las habilidades que tengo para alcanzar lo que deseo.

2. Tengo confianza en mí, porque puedo enfrentar y resolver problemas que surgen en mi vida y hacer planes a futuro que cumpliré.

3. Estaré abierto (a) al cambio.

4. Me reuniré con otras personas que tengan intereses y metas positivas.

5. Seré responsable de mis acciones, y si no tengo éxito, lo intentaré de nuevo.

También, antes de ir a dormir, toma un momento en silencio para pensar acerca de las cosas positivas que has hecho este día; de las cosas positivas que te ocurrieron o ambas.

Reúne a Tus Tropas de Apoyo

Asegúrate de incluir a tu pareja o equipo de apoyo. En las reuniones pueden compartir, buscar consejos acerca de tus experiencias negativas. Pueden hacer una lluvia de ideas acerca de acciones constructivas y recompensas. Tal vez quieras planear actividades que pueden hacer juntos. Lo más probable es que tengas más diversión y experimentes más progreso en un entorno de apoyo. Un balance en los esfuerzos que se basa tanto en la motivación personal como en el apoyo social puede ser altamente productivo y gratificante. También recomiendo que tu equipo de apoyo y tú revisen los puntos prácticos acerca de la imagen corporal discutidos anteriormente en este capítulo y especialmente enfóquense en la perspectiva saludable.

Ayudando a Tu Hijo a Estar Psicológicamente en Forma

Los mensajes de los medios sociales y de comunicación promueven la idea de que estar súper delgado es un requisito para ser atractivo (a), popular y exitoso (a). Como resultado, entre las niñas es común que estén insatisfechas con su cuerpo y que haya un enfoque no saludable en el peso. Esto puede desencadenar prácticas de alimentación no saludables.

Es importante que se vigilen las prácticas dietéticas de niños y adolescentes, así como el tipo de información a la que están expuestos desde impresa hasta información en internet.

Trabaja duro para convencer a tus niños, especialmente a tus adolescentes, que el mensaje de los medios de comunicación promoviendo la súper delgadez es un ideal no saludable. Periódicamente recuérdale a tu niño o adolescente que no se compare a si mismo con otros, especialmente con las estrellas de televisión. Más bien, explícale que hay un rango de peso saludable para cada individuo. Enfatiza que el peso no debe ser un estándar para juzgar el valor o la aceptación de una persona. ¿Cómo pueden estas creencias saludables ser reforzadas con acciones parentales? Para minimizar el peso como el enfoque central en las mentes de los niños y adolescentes, realiza las siguientes acciones regularmente. Abraza y besa a tus hijos (as), diles que los amas; con especial atención en aquellos que tienen un problema de peso.

Diles cumplidos a tus niños o adolescentes por su hermosa sonrisa, por compartir con otros niños, por ser amigable, por tener buenas calificaciones, por su habilidad atlética, etc. Desalienta fuertemente las críticas y acciones relacionadas con el peso, especialmente entre hermanos (as). Asígnale a cada niño o adolescente una actividad sencilla, ya sea para la casa o el patio y gradualmente ve aumentando la dificultad de las actividades para promover la confianza y una autoestima positiva. Para mostrar respeto a individuos de diferentes tallas y formas, resalta las cualidades importantes en amigos y aquellas personas con las que se relacionan, como amable, dispuesto a ayudar o confiable.

Recompensa periódicamente a tus niños y adolescentes con una sonrisa o un elogio por los comentarios positivos acerca de otros, sin importar el peso de la persona.

Con respecto a los trastornos de alimentación con base psicológica, si prácticas alguna restricción dietética, dieta yo-yo (ciclos repetitivos de ganancia y pérdida de peso), o cualquier otro trastorno de alimentación, trabaja duro para mejorar tu ingesta y prácticas de alimentación, o busca ayuda profesional, en conjunto con tu adolescente. No te conviertas en un ejemplo ni le impongas esas prácticas de alimentación no saludables a tu hijo (a) o adolescente, independientemente de si tiene o no un problema de peso.

Mantente al tanto y alerta de aquello que tiene insatisfecho o le preocupa a tu hijo (a) o adolescente acerca de su peso, si se deprime o aísla, reduce el consumo de alimentos, no realiza alguna o algunas comidas. Además, observa cuidadosamente a tus hijos, especialmente a los adolescentes, buscando señales de hambre, atracones o vómitos después de comer. Estos trastornos son muy serios y deben detectarse a tiempo. Si observas estas prácticas, explícale a tu adolescente y enfatiza que una buena alimentación y actividades prácticas pueden ayudar a prevenir una salud comprometida durante la etapa de crecimiento que está teniendo lugar ahora en su vida. Si encuentras evidencia de que estas conductas no saludables continúan, contacta al médico de tu hijo (a). Solicítale que te refiera a un profesional con experiencia en el área de trastornos alimenticios.

CAPÍTULO
4

Manejo del Estrés

El estrés producido por presiones que están siempre presentes debido al ritmo de vida acelerado actual, puede afectar negativamente tu salud, tanto física como mentalmente, puede ser en tu familia, trabajo o actividades de la escuela. Estos síntomas físicos y mentales pueden variar desde leves a graves. El estrés puede dar como resultado síntomas físicos, como dolor de cabeza, úlceras, diarrea y problemas cardíacos; así como síntomas mentales, como depresión, ira y frustración.

Además, el estrés puede causar ganancia de peso y una sobrealimentación seria. No es recomendable que inicies un programa de pérdida de peso durante un episodio extremadamente estresante, como la muerte de un ser amado, divorcio o la pérdida de un trabajo. Si ya has iniciado un programa de pérdida de peso, es mejor que reprogrames estos esfuerzos hasta que tengas un tiempo menos estresante. El cuarto paso en tu camino a una mejor salud y aptitud física es reducir el nivel de estrés en tu vida para prevenir enfermedades.

Identificando las Causas del Estrés

Antes de identificar las causas de estrés, mide tu nivel de estrés en la siguiente escala de cinco puntos: 1, ligeramente estresado (a); 2, algo estresado (a); 3, bastante estresado (a); 4, moderadamente estresado (a); y 5, muy estresado (a). *Esta escala ha sido diseñada para proveer una evaluación relativa de "ligeramente estresado" a "muy estresado" para determinar tu mejora en la reducción del estrés, no como un diagnóstico médico.*

El estrés puede ser producto de presiones personales, sociales, financieras y situacionales. En muchos casos, el estrés es resultado de estar sobrevendido y abrumado por muchos compromisos sociales y personales.

- Responsabilidades personales, son los compromisos relacionados a la familia, el trabajo y/o la escuela o la iglesia. Es necesario el tiempo para necesidades personales, incluyendo necesidades físicas y el establecimiento o mantenimiento de relaciones.

- Obligaciones sociales, incluyen aquellas que se realizan en favor de tus parientes, amigos, colegas del trabajo y la comunidad.

- Presión financiera que puede deberse a no tener suficiente dinero, desempleo o bancarota.

- Situaciones estresantes pueden ser quedar atrapado en el tránsito, encontrar largas filas en el supermercado, ser confrontado por lastimaduras o enfermedades ya sean propias o de algún miembro de la familia, averías no planificadas de automóviles o electrodomésticos.

Simplificando Tu Vida

Los medios generalmente se refieren a la sociedad actual como la generación de las recetas. Muchas personas intentan reducir su nivel de estrés con medicamentos prescritos o con productos de venta libre. Así como con los medicamentos de apoyo del capítulo 2, estos medicamentos y productos pueden dar una solución temporal, pero no atacan la causa del problema. Considero que la fuente generadora de estrés más seria, es que llenamos nuestros horarios con demasiadas actividades y nos abrumamos cuando lo hacemos. Esta presión continua de responder a demasiadas demandas crea una manera frenética de vivir, caracterizada por una corriente subterránea de tensión constante. Necesitamos reducir nuestros horarios para deshacernos de este zumbido en nuestra vida cotidiana.

¿Cómo? Hay tiempo dedicado a las obligaciones familiares (o para aquellos que nos importan), como cumpleaños, aniversarios y días feriados; para las labores de la casa y el patio; para el trabajo y escuela (clases y tareas); y para asistir a la iglesia, si se desea. Aparte de estos compromisos fijos, hay actividades extras que se relacionan a estas tres áreas, además de nuestro interés en eventos y organizaciones de la comunidad.

Recomiendo que hagas una lista de tus actividades extras en estas cuatro áreas. Después participa sólo en una o dos de estas actividades semanalmente.

Esto aplica a individuos, padres, adolescentes y niños. Algunos ejemplos incluyen

- atender o participar en un evento deportivo;

- ir de compras al centro comercial, al teatro o al cine;

- asistir o ayudar a preparar BBQ patrocinado por tu trabajo;

- participar voluntariamente en eventos para la recaudación de fondos para una organización de la comunidad; y

- preparar un platillo para una cena compartida patrocinada por tu lugar de adoración.

Recomendaciones adicionales relacionadas a las actividades extras son las siguientes:

- Las actividades del hogar y del patio deberán ser repartidas entre todos los miembros.

- Si no crees en Dios o un poder superior, selecciona una o dos organizaciones cuyos miembros sean positivos y cuyo propósito apoyes.

- Selecciona actividades extras que sean significativas para ti, que sean compatibles con tus intereses y habilidades, no con base en presión, aprobación o expectativas de otros.

- Es posible que desees escalonar algunas de las actividades adicionales cada seis meses o anualmente-por ejemplo, ser voluntario (a) en un refugio para animales, unirte a una liga de bolos o enseñar en la escuela dominical.

Lo importante aquí es que al reducir tu horario, puedes enfocar tiempo para planear, comprar y preparar alimentos y snacks saludables; así como participar en una variedad de actividades físicas, tanto de manera individual como familiar.

Si estas agobiado (a) por problemas financieros, busca ayuda en una agencia con expertos experimentados en dicha área. Busca programas gubernamentales y comunitarios para asistencia financiera, eléctrica, médica, servicios dentales, despensas de alimentos o una tienda de artículos usados.

Técnicas de Relajación Física

Existen tres tipos técnicas de relajación física que se describirán a continuación. Estas técnicas de relajación pueden realizarse en casa o en el trabajo.

Para disminuir el estrés generalmente se recomiendan las respiraciones profundas. Además de poner esta técnica en práctica en la casa y el trabajo, intenta aplicarla en un embotellamiento o mientras esperas en una larga fila. Inhala profundamente y luego exhala lentamente. Continúa haciéndolo hasta que sientas un efecto calmante.

Otra forma de reducir el estrés es mantenerse físicamente activo. Cuando te sientas presionado (a) da una caminata a paso ligero, de 15 minutos en un descanso en el trabajo o cuando estés en casa. Actividad física de moderada intensidad se describe en el capítulo 9.

A continuación, ejercicios que ayudan a reducir la tensión. Para cada ejercicio, estírate por unos segundos contando hasta tres. Cuando regreses a tu posición original, relájate por unos segundos. Asegúrate de tener la sensación de haber estirado. Haz cada ejercicio de tres a cinco veces.

Encontrarás seis ejercicios de estiramiento para reducir la tensión para un grupo específico de músculos, especialmente la zona de los hombros y el cuello:

- Mueve tu cabeza gradualmente a la izquierda hasta que tu barbilla toque tu hombro. Mira hacia adelante. Repite el mismo movimiento a la derecha.

- Mueve tu cabeza hacia delante hasta que tu barbilla descanse en tu pecho. Mira hacia adelante. Repite el movimiento hacia atrás.

- Baja tu cabeza hacia la izquierda hasta que tu oreja toque tu hombro. Mira hacia adelante. Repite el mismo movimiento hacia la derecha.

- Ponte de pie con los brazos a los lados. Elévalos gradualmente hasta que tus palmas se junten sobre tu cabeza. Regresa a tu posición original.

- Levanta ambos hombros al mismo tiempo hasta que toquen tus orejas. Regresa a tu posición original.

- Levanta tus brazos a la altura de los hombros. Gira ambos brazos en sentido de las manecillas del reloj, regresa a tu posición original y luego gíralos en sentido contrario a las manecillas del reloj.

Técnicas de Relajación Mental

Existen diversas técnicas de relajación mental que quizá te gustaría intentar. En momentos de estrés practica la meditación por quince minutos en un lugar silencioso y libre de interrupciones. Realiza pequeñas consultas al diccionario y haz una lista de palabras positivas que pueden ser usadas solas o en una frase, como pacífico, reposo, contentamiento, seguridad, calmado, tranquilo, contento. Mientras meditas, lee varias palabras y frases de esta lista y piensa en ellas aplicándolas a las personas, cosas o situaciones en tu vida.

Mientras meditas, de manera alternativa puedes recordar una experiencia o escena positiva de un libro, una película o un programa de televisión-por ejemplo, observar un cielo azul libre de nubes, escuchar el choque de las olas, sentir el toque relajante de la suave brisa, el cálido rayo de sol en tu cara y arena caliente en tus pies, mientras haces picnic en la playa. Encender una vela o escuchar música instrumental suave puede mejorar los efectos de la meditación.

Antes de ir a la cama, toma unos minutos para hacer una sesión de meditación breve, práctica respiraciones profundas o haz algunos ejercicios de estiramiento para que puedas alcanzar un sueño reparador, que es importante física y mentalmente.

Alternativamente puedes leer algunas escrituras de la Biblia o la fuente religiosa de tu elección o puedes revisar con tu bibliotecario acerca de autores que escriban novelas inspiradoras.

Toma ventaja de todas las oportunidades que puedan hacerte reír, incluyendo ver televisión y películas de comedia; leer tiras cómicas del periódico o libros cómicos; o seleccionar novelas cuyo propósito es el humor. Es muy importante que selecciones de las técnicas de relajación física y mental anteriores que mejor respondan a tus necesidades personales y que las apliques cuando enfrentes experiencias estresantes.

Un ejemplo de la Experiencia de un Paciente

Este paciente tiene cuarenta y seis años de edad, es un farmacéutico registrado, casado y tiene tres hijos. Midió su nivel de estrés en la escala de cinco puntos, al inicio de sus esfuerzos para perder peso se ubicó en cuatro y a los seis meses en dos. Enlistó los tres factores principales que producen más estrés en su vida, así como las técnicas de relajación física y mental que utilizó para confrontarlos, como sigue:

1. Por su demandante trabajo, en su descanso comenzó a caminar enérgicamente por quince minutos o a hacer ejercicios de estiramiento para reducir la tensión en los hombros y el cuello.

2. Debido a que tenía bastantes compromisos sociales y personales, disminuyó su horario a solamente una o dos actividades extras en estas áreas.

3. Para ayudarse a sobrellevar el tráfico pesado camino al trabajo, realizó ejercicios de respiración profunda.

En este punto, revisa tu ¨Cuaderno de Trabajo: Mi Progreso¨ en el apéndice para consultar una estrategia que puedas planear para reducir el estrés.

Reúne a Tus Tropas de Apoyo

Cuando te reúnas con tu pareja o equipo de apoyo, compartan ideas acerca de las causas mayores de estrés, quitar actividades extras y las técnicas de relajación física y mental a utilizar.

Aplicando lo que Has Aprendido

Para reducir el estrés causado por tus reacciones físicas y emocionales a la autocrítica o a la crítica de los demás acerca de tu peso; has aprendido ciertos pasos prácticos para mejorar tu autoconcepto, imagen corporal y autoestima (capítulo 3). Para reducir el estrés generado por situaciones externas, en este capítulo aprendiste las técnicas organizacionales, físicas y mentales necesarias. Te recomiendo que dos o tres semanas antes de que inicies tus esfuerzos para bajar de peso, pongas en práctica lo que has aprendido en estos dos capítulos. Si lo haces, estas técnicas y pasos prácticos serán familiares para ti y podrás recurrir a ellos si los necesitas mientras realizas tus esfuerzos para la pérdida de peso.

CAPÍTULO
5
Información Nutricional Básica

La información en este capítulo tiene como objetivo promover cinco metas saludables – que son, las cinco S´s: peso, mente, ingesta dietética, prácticas alimentarias y actividad física saludables. Es recomendable que estas prácticas saludables se conviertan en compromisos para toda la vida.

La información en este capítulo está enfocada en fuentes importantes de nutrientes clave; explicación de etiquetado nutricional para comparar alimentos y bebidas con respecto a las calorías y el contenido nutricional, y el rol de los suplementos dietéticos.

El quinto paso es aprender información acerca de nutrición básica para ayudarte a alcanzar un peso, mente, ingesta dietética, prácticas alimentarias y actividad física saludables.

La Importancia del Equilibrio en la Nutrición

¿Por qué es importante el balance? Como lo enfaticé anteriormente, el balance es la clave para una buena salud. Nuestros cuerpos tienen bastantes mecanismos fisiológicos y metabólicos que son únicos, los cuales responden al estrés de la vida diaria para mantenernos saludables. Se esfuerzan por mantener un estado de homeostasis o balance en el cuerpo. En situaciones extremas, estos mecanismos se abruman y comenzamos a experimentar complicaciones de salud.

Las situaciones extremas que incluyen las ingestas y el nivel de actividad, dan como resultado un desbalance metabólico y consecuencias no saludables, que pueden interrumpir esta homeostasis. Considera los siguientes:

- La ingesta calórica limitada puede dar como resultado un status de bajo peso, mientras que un exceso puede producir obesidad. Ambos, bajo peso y obesidad, pueden interferir con el balance hormonal femenino, reduciendo la probabilidad de embarazo.

- Ejercicio limitado al día puede resultar en debilidad física y ganancia de peso, mientras que un exceso generalmente puede causar anormalidades hormonales y pérdida de peso.

- Cantidades limitadas de vitaminas y minerales pueden dar como resultado una deficiencia, mientras que cantidades excesivas pueden causar toxicidad. El exceso de vitaminas y minerales también puede dar como resultado una interacción entre nutrientes dañina y efectos secundarios serios.

Los Nutrientes Productores de Energía

¿Cuáles son las sustancias en la bebida y alimentos que nos proveen calorías? Los tres nutrientes en nuestra dieta que proveen energía son los carbohidratos, proteínas y grasas. Por gramo, las grasas producen más del doble de calorías que los carbohidratos y la proteína. Esta es la razón por la que, cuando se realiza dieta, se recomienda que se vigile cuantas comidas con grasa y alimentos fritos consumimos. A continuación una descripción breve de las fuentes de estos componentes dietéticos.

Los carbohidratos, incluye almidones y azúcares. Los almidones están presentes en cereales, panes, rollos, galletas, bollos y tortillas. También se encuentran en las papas, frijoles secos, chícharos, arroz y pasta. El azúcar natural se encuentra como fructosa en las frutas y lactosa en la leche y sus derivados. El azúcar agregado se encuentra en productos de panadería tales como pasteles, postres, dulces, mermeladas, gelatinas y jaleas.

Los carbohidratos complejos, presentes como la fibra que está presente en los panes y cereales integrales, así como en frutas y vegetales.

La proteína se encuentra en las carnes, leche y sus derivados, huevo, frijoles y chicharos secos, nueces y semillas.

Las grasas se encuentran en la mantequilla, margarina, aceites, aderezos para ensaladas, nueces y semillas. Las grasas también están presentes en carnes, pescado, lácteos, botanas, pasteles y postres.

Tipos de Grasas, Colesterol y Sodio

Las Propiedades de las Grasas

Las grasas poliinsaturadas y monoinsaturadas se encuentran naturalmente en los alimentos. A pesar de que una pequeña cantidad de grasas trans está presente en los alimentos, por lo general la mayor cantidad es producida artificialmente cuando se hidrogenan (agregar hidrógeno) los aceites vegetales para convertirlos en grasas más sólidas.

Fuentes de Grasas

Las grasas poliinsaturadas se encuentran en los aceites de maíz, soya y otros aceites vegetales; dos ácidos grasos esenciales están presentes en dichos aceites. Las grasas monoinsaturadas están presentes en aceitunas, cacahuates, crema de cacahuate, aguacate y aceites de cacahuate y oliva. Las grasas Omega-3 (un grupo especial de grasas poliinsaturadas) se encuentran en el pescado y aceites de pescado, como el atún y el salmón.

Las grasas saturadas se encuentran en carnes, lácteos, mantequilla, manteca de cerdo, aceite de palma y de coco. Las grasas trans se encuentran en margarinas hidrogenadas y mantecas. También se encuentran en productos de panadería, botanas, alimentos fritos y otros productos preparados con dichas grasas.

Colesterol y Sodio

El colesterol sólo se encuentra en productos de origen animal, encontrándose especialmente en la yema de huevo y en vísceras. También se encuentra en carne y grasas lácteas. El sodio se encuentra en la sal de mesa y alimentos salados. Generalmente se encentra un mayor contenido de sodio en botanas, procesados, enlatados, congelados, comida en restaurantes y comida rápida.

Recomendaciones para Seleccionar las Grasas

Con base en los datos anteriores, se pueden sugerir algunas selecciones saludables:

- Tanto como sea posible, elige los alimentos y grasas que aporten grasas monoinsaturadas y omega-3.

- Prefiere las margarinas blandas en lugar de las margarinas en barra sólidas que tienen un mayor porcentaje de grasas trans.

Vitaminas y Minerales

La vitamina A, en forma de betacaroteno, se encuentra en los vegetales de hoja verde obscuro, vegetales y frutas de color amarillo profundo (o anaranjado). Estos vegetales incluyen el brócoli, espinacas, verduras verdes, zanahorias y camote. En las frutas incluye el melón, duraznos y chabacanos. El betacaroteno es convertido en vitamina A en el cuerpo.

La vitamina C se encuentra en jugos y frutas cítricas (como naranja y toronja), en el melón y en bayas (como las fresas). Algunos vegetales con vitamina C son los pimientos morrones, brócoli, coles de bruselas, coliflor, tomates y repollo.

El ácido fólico (o folato) se encuentra en los vegetales de hoja verde obscuro, como brócoli y espinaca; así como en el jugo de naranja. También se encuentra en cereales y granos fortificados.

El hierro se encuentra en granos enteros, pan enriquecido y productos de cereales. Se encuentra naturalmente en los frutos secos como pasas, ciruelas pasas y en vegetales como la espinaca y verduras verdes. Cuando estos alimentos se consumen acompañados de una fuente rica en vitamina C, la absorción del hierro incrementa. La carne es una buena fuente de hierro, ya que este se absorbe fácilmente.

Las mejores fuentes de calcio en la dieta son la leche y los productos lácteos. El calcio también se agrega a ciertos jugos, dulces y cereales. Debes revisar la etiqueta nutricional.

¿Existe alguna ventaja al adquirir las vitaminas y minerales de los alimentos en lugar de los suplementos de vitaminas y minerales? ¡Definitivamente! Las vitaminas y minerales de los suplementos no son tan efectivas en cuanto a la prevención de enfermedades o la restauración de la salud como en aquellos obtenidos de los alimentos. Las ventajas importantes se presentan a continuación.

- Componentes Promotores de la Salud: Cuando consumes dichos suplementos en lugar de alimentos nutritivos, tales como frutas, vegetales y productos integrales; estas excluyendo sustancias biológicas activas que son altamente protectoras contra el cáncer, enfermedades del corazón e infartos.

- Efecto Sinérgico: La comida es una mezcla física compleja de nutrientes entre otros componentes de los alimentos. Por lo general estos nutrientes y componentes de los alimentos interactúan y producen un efecto beneficioso mayor (un efecto sinérgico) por encima del efecto que se tiene cuando se consumen los alimentos y los nutrientes por separado.

- Componentes Balanceados Naturalmente: De igual forma esta mezcla física compleja de alimentos puede prevenir el consumo excesivo dañino que puede ocurrir cuando se consumen solamente las vitaminas y minerales.

¿Por Qué el Etiquetado Nutricional es Importante?

Puedes hacer uso de datos nutricionales básicos para tener un mejor entendimiento de las etiquetas nutricionales. El Departamento de Agricultura (USDA) de Estados Unidos estableció el etiquetado nutricional que te permite comparar el valor nutricional de los productos, ya sean bebidas o alimentos. Así puedes seleccionar aquellos productos que mejor respondan a tus necesidades nutricionales. Cuando realices tus compras, compara productos que tenga un tamaño de porción similar. Por ejemplo, es más fácil comparar el porcentaje de vitaminas y minerales cuando ambos productos tienen un tamaño de porción de media taza, en lugar de que uno sea de una taza y el otro de media taza.

Existen tres fuentes de información nutricional en el etiquetado:

1. El etiquetado de productos comerciales enlista la información nutricional iniciando con una lista de ingredientes en orden descendente, al inicio de la lista aparecen los ingredientes que el producto contiene en mayor cantidad. Por ejemplo, en ciertos cereales para desayuno, leches saborizadas, productos tipo postres, sodas y otras bebidas azucaradas que tienen un alto contenido de azúcar. Deben ser considerados como productos con un alto contenido de azúcar, aquellos productos que tienen al azúcar como uno de los primeros tres o cuatro ingredientes de la lista.

2. Busca el etiquetado especial. Las familias necesitan vigilar la cantidad de grasa en su alimentación. Busca las etiquetas que tengan menor cantidad de grasa, iniciando con los que dicen libre de grasa, luego bajos en grasa y después los reducidos en grasa. Si un producto es light tendrá menos calorías.

3. Lee el panel de información nutricional. Ten cuidado porque algunos empaques o contenedores tienen más de una porción. Recomiendo que compares productos con un tamaño de porción similar. Deberán ser bajos en calorías, bajos en grasas totales, tener un alto porcentaje de los niveles recomendados de vitaminas y minerales, tener un mayor contenido de fibra, tener un menor contenido de colesterol y un menor contenido de sodio.

Recuerda hacer una pausa para leer y comparar etiquetas.

Suplementos Dietéticos

Mientras examinas los estantes de suplementos, te darás cuenta que incluyen varios tipos diferentes: suplementos de vitaminas, minerales y aminoácidos; suplementos dietéticos y suplementos herbales.

A diferencia de los medicamentos, recuerda que los suplementos están en el mercado sin pruebas de seguridad, calidad (contenido) y efectividad; ni aprobación de la Administración de Alimentos y Drogas (FDA por sus siglas en inglés). Por ejemplo, contaminantes no deseados pueden estar presentes en los suplementos, tales como metales pesados como el plomo. Si tienes cualquier preocupación acerca de la seguridad de los suplementos, como posible contaminación o efectos adversos de salud, o quieres reportar un problema con un suplemento, contacta a la FDA al 800-332-1088 o en www.fda.gov/medwatch.

Los suplementos resultan atractivos porque se piensa que tienen poderes mágicos. Sin embargo, con respecto a la efectividad, en 2007, la Comisión Federal de Comercio (FTC por sus siglas en inglés) que vigila la publicidad y marketing, trajo a nuestra atención que cierto número de fabricantes que proveían suplementos para pérdida de peso eran falsos, porque no eran efectivos en producir la pérdida de peso expresada en la etiqueta del producto. Por lo tanto, los suplementos dietéticos pueden ser riesgosos no sólo en términos de seguridad y calidad sino también en términos de pérdida financiera y decepción personal debido a la inefectividad de los productos.

Si decides utilizar un suplemento, para reducir la incertidumbre (respecto a seguridad y calidad) acerca de un producto, recomiendo a las organizaciones que de forma independiente prueban la seguridad y calidad de los suplementos para evaluar la precisión del fabricante del producto. Estas organizaciones tienen sellos de aprobación, que incluyen las iniciales de la organización. Revisa tu elección para ver si tiene un sello de aprobación.

Además, cuando investigues un suplemento, examina qué tanto y qué tipo de fabricante apoya la efectividad del producto. Explora otras fuentes en internet para la investigación de un suplemento determinado.

Suplementos Vitamínicos y Minerales

Individuos sanos que consumen comidas y colaciones nutritivas, no necesitan un suplemento de vitaminas y/o minerales. Recuerda lo siguiente cuando consideres consumir suplementos:

- Si tomas un suplemento, la ingesta de fuentes dietéticas, alimentos fortificados y el suplemento no deben exceder el 100 por ciento de los niveles recomendados de vitaminas o minerales. Revisa las etiquetas de los suplementos.

- Para adultos, niños y adolescentes que llevan una dieta nutricionalmente balanceada, consumir más de la ingesta recomendada de vitaminas o minerales no les proveerá beneficios de salud adicionales.

- La idea de que una tableta es buena, así que dos o más puede que sea mejor, no es válida.

- El exceso puede resultar en toxicidad o interacciones no saludables entre el suplemento, otras vitaminas o minerales y medicamentos prescritos.

- A menudo, un médico puede recomendar un suplemento de algún mineral y/o vitamina si existe una condición médica, como anemia o un problema de alimentación, como anorexia.

- En estos casos, con la supervisión médica, la cantidad de vitamina o mineral puede ser más elevada de la ingesta recomendada.

Si estas consumiendo un suplemento de vitamina y/o un mineral que es efectivo y de buena calidad, continua con este producto hasta que ya no lo necesites. Además, esfuérzate por consumir este suplemento de manera consistente, de preferencia con las comidas.

Precauciones con Respecto a los Suplementos Dietéticos

Existen varias preocupaciones con respecto a los suplementos, relacionadas a la seguridad, que se resumen a continuación:

- No es para Todos: Al igual que con los medicamentos, hay diferencias individuales en términos de qué suplementos son apropiados para un individuo. Revisa con tu médico.

- Interacciones Negativas: Los suplementos pueden interferir con la acción terapéutica de los medicamentos en mostrador y prescritos. Por ejemplo, ácidos grasos omega-3 (N-3) en suplementos de aceite de pescado no deben consumirse a la par de medicamentos anticoagulantes. ¿Por qué? Ambos reducen la habilidad del cuerpo de formar coágulos sanguíneos.

- Uso Inapropiado: Los suplementos, de cualquier tipo, para adultos no son recomendables para niños ni adolescentes.

El mejor enfoque es que antes de comprar un suplemento, quizá desees contactar a la FDA en el número que se dio anteriormente. Es importante resaltar que antes de consumir cualquier suplemento debes contactar a tu doctor, quien tiene tu historial médico. Él o ella puede ayudarte a evaluar la seguridad y calidad del producto a la luz de tu historia médica individual, incluyendo los medicamentos que estas consumiendo. Tu médico también puede monitorear cualquier efecto adverso que no haya sido reportado y que puede determinar la efectividad del producto en términos de proveer la cantidad suficiente de beneficios a la salud para garantizar su gasto. Farmacéuticos registrados, dietistas registrados o nutriólogos en salud pública (si hay disponibilidad) son recursos valiosos de información. Por último, asegúrate que estos profesionales te ayuden a determinar cuál es la dosis estándar o el nivel recomendado del suplemento.

Reúne a Tus Tropas de Apoyo

En las reuniones con tu pareja o equipo de apoyo, quizá quieras revisar las fuentes de los nutrientes clave. Quizá desees intercambiar tus experiencias con el uso de las etiquetas nutricionales y los diferentes suplementos dietéticos.

Antes de Comenzar Tus Esfuerzos para Perder Peso

Recomiendo que examines tus tiendas de comestibles favoritas, usando el etiquetado nutricional para guiar tu selección de alimentos y bebidas saludables que puedes utilizar en tu plan dietético de pérdida y mantenimiento de peso. Para más detalles, revisa tu ¨Cuaderno de Trabajo de Mi Progreso¨ descrito en el apéndice.

CAPÍTULO
6

Determinando lo que Está Bien o Mal con Tu Ingesta Dietética

Concerniente al contenido calórico de las dietas, los individuos necesitan recibir instrucción acerca de cómo modificar su ingesta calórica para alcanzar una pérdida de peso modesta (capítulo 8). El enfoque de este capítulo es evaluar tu ingesta de productos lácteos, frutas, vegetales y productos de granos enteros; los grupos de alimentos que generalmente son descuidados por muchos adultos Americanos. También será considerada tu ingesta de bebidas alcohólicas.

El sexto paso en tu camino a una mejor salud y aptitud física, es mejorar la calidad nutricional de tu dieta.

La Importancia de Medidas Estandarizadas

Aprender las medidas estandarizadas puede habilitarte para reconocer apropiadamente el tamaño de las porciones para tu familia. Al inicio, quizá vas a querer medir las porciones servidas de tus alimentos y bebidas. Alternativamente, puedes separar un set de tazas y cucharas medidoras y dejarlos en un lugar visible cerca de la mesa. Esto eventualmente, te ayudara a identificar los tamaños de porción correctos.

Los siguientes puntos pueden ser de ayuda:

1. Compra una taza medidora de ocho onzas o un set estándar de tazas medidoras. Nota las marcas en las tazas medidoras estándar – un cuarto, un medio, tres cuartos y una taza.

2. La cristalería viene en diferentes tamaños. Para medir cuánto líquido cabe en tu vaso o jarra favorita, llena una taza medidora

estándar de ocho onzas. Por ejemplo, quizá en tu jarra cabe una taza y un cuarto o diez onzas de líquido. (No lo llenes hasta el tope; necesitas permitir el derrame).

3. Puedes usar cucharitas y cucharas (cubiertos) regulares pero evita utilizar las cucharas para servir que son más grandes. Si deseas ser más preciso (a), puedes comprar un set estándar de cucharas medidoras. Para efecto de los planes de dieta en este libro, ten en mente que una taza son ocho onzas, tres cuartos de taza son seis onzas y media taza son cuatro onzas.

Componentes Protectores en los Alimentos: Oxidantes vs Antioxidantes

Durante el metabolismo normal de los nutrientes provenientes de la comida, el cuerpo produce ¨oxidantes¨ (radicales oxidativos). Cuando se consume una mayor cantidad de alimentos, se producirá una mayor cantidad de radicales oxidativos. Estos radicales oxidativos pueden causar cambios destructivos en las membranas celulares (como las de las arterias) y el ADN celular. Dichos daños celulares son la causa subyacente de múltiples enfermedades graves que amenazan la vida, incluyendo enfermedades cardiovasculares y cáncer. Productos integrales, frutas y vegetales contienen ciertas vitaminas y minerales (como vitamina E y selenio) y otros componentes vegetales que pueden funcionar como ¨antioxidantes¨ que previenen el daño oxidativo en las membranas y el ADN.

Beneficios de los Productos Integrales

Los granos enteros (trigo, maíz, avena, centeno y cebada) contienen endospermo, germen y salvado (incluyendo la fibra). Para producir harina refinada el germen y el salvado se remueven, dejando al ¨almidonado¨ endospermo. Dicho proceso remueve no sólo la fibra sino también varios componentes que previenen enfermedades.

Los carbohidratos complejos (presentes en los granos enteros, frutas y vegetales) se digieren y absorben lentamente, dando como resultado un aumento gradual de glucosa e insulina. En contraste con los alimentos con un alto contenido de azúcar, incluyendo todos los dulces, que son rápidamente digeridos y absorbidos. Dando como resultado un aumento rápido y un pico temprano de glucosa e insulina en sangre, un estado metabólico no saludable. Este estado metabólico no saludable, eventualmente, podría causar un mayor riesgo de diabetes tipo 2.

Ambos, productos integrales, frutas y vegetales contienen carbohidratos complejos en la forma de fibra soluble e insoluble. Debido a que esta fibra aumenta su tamaño, provee la sensación prolongada de estar lleno mientras comes y entre comidas, es por ello que es común que se consuman cantidades razonables. En contraste, debido a que los alimentos con alto contenido de azúcar son densos en sabor y fácilmente disponibles, se puede dar un consumo excesivo de calorías antes de que te sientas lleno. Es por esto que los productos integrales, frutas y vegetales pueden ser de ayuda en la tarea de mantener tu peso.

Las diferencias mostradas arriba subrayan la necesidad de reemplazar los alimentos con alto contenido de azúcar por productos integrales. Dichas propiedades positivas (junto con antioxidantes, vitaminas, minerales y otros componentes vegetales) pueden reducir tu riesgo de enfermedad.

Se recomienda consumir varias porciones de productos integrales diariamente. Por ejemplo, para el desayuno, puedes probar un cereal integral o un pan tostado integral. Para el lonche, puedes preparar un sándwich con pan integral, un bollo integral o un bagel integral con crema de cacahuate y queso. Recuerda que un bagel o bollo integral se consideran como 2 porciones. Para la cena, incluye pasta integral o arroz salvaje.

Intenta agregar canela a tu cereal o pan tostado integral, así como a otros alimentos. Además, puedes probar cereales que ya contengan canela. Agregar diariamente un cuarto a media cucharadita de canela a los alimentos, puede ayudar a mantener niveles de glucosa saludables en sangre.

Beneficios de las Frutas y Verduras

Es altamente recomendable que consumas una variedad de frutas y vegetales diariamente.

En las frutas y vegetales se encuentra un gran número de componentes protectores que pueden disminuir el riesgo de enfermedad. Existen otros componentes vegetales y vitaminas que actúan como antioxidantes:

- Betacaroteno (o vitamina A): Presente en verduras de hoja verde obscuro y en frutas y vegetales de color amarillo profundo (anaranjado)

- Licopeno: Presente en frutas y vegetales de color rojo obscuro como tomates y derivados del tomate (pasta y salsa).

- Vitamina C: Presente en frutas y jugos cítricos y en otras frutas y verduras

- Ácido fólico (folato): Presente en las verduras de hoja verde obscuro como la espinaca y el kale y en cereales fortificados

- Vitamina E: Presente en productos integrales y aceites vegetales como el aceite de maíz

Varios componentes vegetales son protectores porque libran al cuerpo de sustancias extrañas como los carcinógenos (productores de cáncer):

- Componentes que contienen azufre: Presentes en vegetales crucíferos (o verduras cruzadas), como brócoli, coliflor, coles de bruselas, repollo (ensalada de col, col cocida o chucrut), bok choy (repollo chino). Y otros alimentos como en la familia de la cebolla y ajo.

Es importante darse cuenta de que debajo de las cáscaras de frutas y vegetales se encuentra una gran cantidad de componentes protectores. Debido a esto trata de consumir tus frutas y vegetales, como manzanas y papas, con la cáscara intacta. Recuerda que las vitaminas y minerales provistas por los alimentos son más efectivas para la prevención de enfermedades, que en forma de suplementos. De nuestra discusión sobre el valor protector de los productos integrales, frutas y verduras, es seguro decir que la naturaleza con su sabiduría única nos ha provisto de las mejores medicinas para prevenir enfermedades como las del corazón y pulmones, hipertensión e infartos. Ahora depende de nosotros aprovecharlo.

Evaluando Tu Ingesta Dietética en Términos de Calidad Nutricional

Para hacer esto, consulta "Evaluando la Calidad Nutricional de Mi Dieta". Mientras lees esta evaluación, escribe en tu cuaderno de trabajo tus respuestas a la pregunta 3 acerca de las fuentes de calcio, frutas y vegetales en general, frutas y vegetales con alto contenido de vitamina A y C, productos integrales y consumo de alcohol en términos del número de días en los que cumples con la recomendación. Después del número de días, responde sí, si cumples la recomendación los siete días o no si no lo haces.

Evaluando la Calidad Nutricional de Mi Dieta

Fuentes de Calcio

1. Se recomiendan tres fuentes de alimentos altos en calcio al día.

2. Los tamaños de porción incluyen los siguientes:

   - 8 onzas de leche, incluidos los modificados para personas con intolerancia a la lactosa que hacen dieta

   - 6-8 onzas de yogurt

   - 2 onzas de queso

   - alimentos fortificados, como cereales y jugos, que tienen el 30 por ciento o más del nivel diario recomendado de calcio

- suplementos que contienen por lo menos 300 miligramos de calcio al día

- Es recomendable que logres estas recomendaciones dietéticas a través de fuentes alimenticias o a través de una combinación de fuentes alimenticias y suplementos, en lugar de únicamente de los suplementos.

3. En una semana típica, ¿cuántos días cumples con esta recomendación? de cero a siete

Frutas y Vegetales

1. Se recomiendan cinco o más porciones de frutas o vegetales al día.

2. Los tamaños de porción incluyen los siguientes:

- 4 onzas de jugo

- Una pieza pequeña de fruta

- ½ taza de fruta

- ½ taza de vegetales cocinados

- Una taza de vegetales crudos

3. En una semana típica, ¿cuántos días cumples con esta recomendación? de cero a siete

Frutas y Vegetales con alto contenido de Vitamina C

1. Se recomienda una porción de una fruta o vegetal con alto contenido de vitamina C al día.

2. Los tamaños de porción son los mismos que para las frutas y vegetales vistos arriba. Fuentes incluyen las siguientes:

- frutas y jugos cítricos, como naranja y uva

- bayas como las fresas y otras frutas como la piña

- brócoli, coles de bruselas, repollo, coliflor, pimiento verde, vegetales verdes y tomates

3. En una semana típica, ¿cuántos días cumples con esta recomendación? de cero a siete

Frutas y Vegetales con alto contenido de Vitamina A

1. Se recomienda una porción de una fruta o vegetal con alto contenido de vitamina A al día (o al menos tres veces a la semana).

2. Los tamaños de porción son los mismos que para las frutas y vegetales vistos arriba. Fuentes incluyen las siguientes:

- chabacanos, duraznos y melón

- brócoli, vegetales verdes, espinacas, zanahoria, calabaza de invierno, calabaza de castilla

3. En una semana típica, ¿cuántos días cumples con esta recomendación? de cero a siete

Productos Integrales

1. Se recomiendan tres o más porciones de productos integrales al día.

2. Los tamaños de porción incluyen los siguientes:

- Una rebanada de pan integral o ½ bagel integral o un bollo (hamburguesa o hot dog)

- ¾ de taza de cereal integral listo para comer o ½ taza de cereal integral cocinado

- ½ taza de pasta integral o arroz salvaje

- Galletas o productos de botana (revisa en la etiqueta del producto el tamaño de la porción)

3. En una semana típica, ¿cuántos días cumples con esta recomendación? de cero a siete

Bebidas Alcohólicas

- Es recomendable que hombres y mujeres consuman no más de una bebida alcohólica al día. En la tabla 5 encontrarás información acerca de las bebidas alcohólicas.

Tabla 5: Bebidas Alcohólicas

Bebidas Alcohólicas Consideradas como Una Bebida
12 onzas de cerveza
1-2 onzas de destilados
5 onzas de vino (o un enfriador de vino de 10 onzas)

Basado en tus registros de alimentación, ¿cuántos días a la semana cumples con esta recomendación? de cero a siete

Reúne a Tus Tropas de Apoyo

En tus reuniones, tú y tu pareja o equipo de apoyo pueden compartir los resultados de la evaluación de tu ingesta dietética. Si es viable, también pueden intercambiar recetas o pueden revisar recetas que incluyan las frutas y vegetales con alto contenido de vitaminas A y C así como pastas integrales o arroz.

CAPÍTULO
7

Determinando lo que Está Bien o Mal con Tus Prácticas Alimentarias¿

¿Por qué ha habido un dramático aumento en el número de adultos con obesidad y sobrepeso en Estados Unidos en años recientes? Recuerda que muchos adultos Americanos están consumiendo bastantes calorías y gastando muy pocas, lo que puede dar como resultado una ganancia de peso no deseada a lo largo del tiempo. Existen varias prácticas de alimentación modernas que están contribuyendo a esta ganancia de peso no deseada. Estas prácticas alimentarias serán discutidas aquí.

El séptimo paso en tu camino a una mejor salud y aptitud física, es mejorar tus prácticas alimentarias.

Prácticas Alimentarias de Interés

¿Has intentado controlar o reducir tu peso con atracones (episodio en el que se consume una gran cantidad de comida), restringiendo tu ingesta seriamente, vomitando, usando diuréticos o laxantes, o realizando ejercicio excesivo? Si estas llevando a cabo una o más de estas prácticas, es muy probable que tengas un desorden alimenticio. Solicita a tu médico que te refiera a un profesional con experiencia en el área de desórdenes alimenticios.

Con el tiempo estas prácticas, particularmente vomitar o hacer uso de diuréticos o laxantes, puede resultar en complicaciones médicas serias. Por ejemplo, al vomitar constantemente, los jugos gástricos podrían dañar el esófago y corroer tus dientes.

Frecuencias Recomendadas para Prácticas Alimentarias

Para las prácticas alimentarias en este capítulo, se presentan las frecuencias recomendadas. Estas frecuencias recomendadas aplican para ambos, individuos y familias.

Las frecuencias recomendadas para las primeras tres prácticas alimentarias se expresan en términos de al menos 90 por ciento del tiempo (semanalmente). Por ejemplo, vamos a decir que estas consumiendo tres comidas principales y una colación o snack al día en una semana. Estas son veintiocho comidas y colaciones (c/c) y 90 por ciento serían veinticinco de esas veintiocho c/c. Hazte la pregunta, "¿Logré la frecuencia recomendada?" Si no lo lograste, piensa acerca del porcentaje que estas logrando actualmente. Usa los siguiente porcentajes como guía: 89 a 80 = 24 a 22 c/c; 79 a 70 = 21 a 20 c/c; 69 a 60 = 19 a 17 c/c; 59 a 50 = 16 a 14 c/c; 49 a 40 = 13 a 11 c/c; 39 a 30 = 10 a 8 c/c; 29 a 20 = 7 a 6 c/c; 19 a 10 = 5 a 3 c/c; y 9 a 0 = 2 a 1 c/c. Por ejemplo, 60 por ciento serían diecisiete comidas y colaciones a la semana y 45 por ciento serían doce comidas y colaciones semanalmente.

Las prácticas alimentarias restantes están expresadas en términos de "el número recomendado de días" a la semana. Si no logras el número exacto de días recomendados, piensa en el número de días de cero a siete que sí estas logrando las recomendaciones.

Sin duda, estas frecuencias y días recomendados van a representar un cambio significativo para ti. Debido a esto, cambia gradualmente una práctica alimentaria no saludable hasta que logres la frecuencia o número de días recomendados.

Escribe en tu cuaderno de trabajo las prácticas alimentarias que alcanzan el 90 por ciento en la recomendación y la frecuencia estimada para aquellas prácticas que no cumplen con la recomendación. Igualmente, para las prácticas alimentarias restantes, escribe el número de días que la recomendación se cumplió para una práctica alimentaria en específico.

Consumiendo Comidas y Colaciones Regularmente

Práctica Alimentaria No Saludable

Cuando comes a la carrera, es más probable que selecciones comida rápida o artículos de conveniencia que contienen una gran cantidad de calorías (elevado en azúcar o elevado en grasas).

Recomendación

Sería mejor que mantuvieras el ritmo de tu día para preparar comidas y colaciones nutritivas regularmente. Sin embargo, si estas apurado (a), haz un esfuerzo consciente de seleccionar lo más saludable posible en cuanto a la comida rápida o artículos de conveniencia. *Semanalmente, esfuérzate por tener comidas y colaciones regularmente al menos el 90 por ciento del tiempo.*

Sintonízate con Tus Sensaciones Internas de Hambre y Saciedad

Práctica Alimentaria No Saludable

Debes evitar comer de manera impulsiva y errática, ya que estas prácticas pueden llevar a sobrealimentarse con comidas y colaciones menos nutritivas.

Recomendaciones

Idealmente, el mejor enfoque es confiar en las sensaciones internas de hambre y saciedad para controlar el consumo de alimentos:

- Responder solamente a las sensaciones internas es una manera efectiva de controlar la ingesta, reduciendo el riesgo de consumir alimentos de manera impulsiva o errática.

- También, esfuérzate por resistir a señales externas como la TV o anuncios de comida o el deseo o presión de iniciar o parar de comer sólo porque otros lo hacen.

Al sintonizarte con tus sensaciones internas de apetito, es recomendable que un patrón regular de comidas y colaciones balanceadas con una variedad de alimentos y bebidas sea reforzado. Sin embargo, confiar solamente en las sensaciones internas es difícil para algunas personas que están haciendo dieta. Es por esto que al inicio de tus esfuerzos para perder peso es mejor que confíes y te apegues a las porciones recomendadas en tu plan para perder peso. Conforme vayas perdiendo peso, trabaja duro y vuélvete sensible a tus sensaciones internas de hambre y saciedad.

En los siguientes párrafos se explica cómo las sensaciones internas de hambre y saciedad pueden encajar en un patrón de comidas y colaciones.

¿Cómo se regula el apetito? Considera lo siguiente:

- El indicador de "sin combustible" en un automóvil indica al dueño que hay una necesidad de gasolina para alimentar al motor.

- De manera similar, el estómago vacío indica a tu cerebro la necesidad de comida y calorías que le provee energía a tu cuerpo.

Esta guía provee una herramienta práctica para ayudarte a ser más consciente de tus sensaciones internas de hambre y saciedad. Esta herramienta práctica, tu medidor de energía, es una herramienta práctica que utiliza el estómago como tu medidor de energía.

En este caso, existen muchos grados "de estar vacío" o con la necesidad de calorías:

- Primero, los niveles de hambre (indicando la necesidad de calorías) son representados por una lectura de rangos de -1, que significa un poco hambriento, a -3, muy hambriento.

- Segundo, el estado de ya no tener hambre, pero aún no estás lleno, está representado por la lectura 00.

- Tercero los niveles de saciedad (reconocer la recepción de las calorías) están representados por una lectura de rangos de +1, que significa un poco lleno, a +3, que significa muy lleno.

Semanalmente, trabaja duro para que seas más sensible a tus sensaciones internas de hambre y saciedad en las comidas y colaciones al menos 90 por ciento del tiempo.

Tu medidor de Energía

- +3: Muy lleno y deberías evitarlo. Si esto ocurre, toma un paseo tranquilo.

- +2: Lleno, significa deja de comer.

- +1: Un poco lleno, significa que debes seguir comiendo.

- 00: Ya no hay más hambre, pero aún no estás lleno, significa que deberías seguir comiendo.

- -1: Un poco hambriento, significa que debes continuar comiendo o debes empezar a comer ligero.

- -2: Hambriento, significa que deberías continuar comiendo o empezar a comer moderadamente.

- -3: Muy hambriento y deberías evitarlo. Si esto ocurre, come despacio, a un ritmo constante y moderado.

- Ligeramente, puede significar reducir la cantidad de comida y bebidas que se consumen normalmente en determinada comida o colación o bien, comer solamente la mitad de las porciones de las comidas y bebidas que se consumen normalmente.

- Moderadamente, puede significar consumir la comida y bebida que se consume normalmente en determinada comida o colación en un tamaño de porción apropiado.

- Sírvete una segunda vez solamente si te sientes hambriento.

Reduciendo el Tamaño de Tus Porciones

Práctica Alimentaria No Saludable

Muchos restaurantes, establecimientos de comida rápida, etcétera, ofrecen tamaños de porción más grandes, tales como sándwiches súper empacados, paquetes grandes de papas fritas, onzas de bebidas y similares. Debido a la publicidad generalizada y persuasiva, tales productos son aceptados y comprados sin cuestionamiento alguno.

Recomendaciones

Es muy importante que pases de largo estos productos y que selecciones los de tamaño regular o chico tanto en comidas como en bebidas. En casa, consume los tamaños de porción recomendados para las comidas y bebidas (capítulo 8). Si aún tienes hambre, sírvete una segunda porción, comenzando con una cucharada. Ten lo siguiente en mente:

- En las etiquetas de los productos comerciales presta mucha atención a las porciones recomendadas (tamaño de porción).

- Reemplaza los platos grandes para la comida, platos hondos para cereal y sopa, vasos y tazas por unos más pequeños.

- Para las colaciones, usa un plato extendido u hondo pequeño, una taza para crema pastelera, un envase para margarina de 8 onzas o una bolsa pequeña para papas o palomitas (de preferencia bajas en grasa o integrales).

Semanalmente, esfuérzate para consumir los tamaños de porción apropiados para cada comida y colación al menos 90 por ciento del tiempo.

Incrementando las Comidas Familiares

Práctica Alimentaria No Saludable

Cuando consumes la comida o colación fuera de casa, por lo general son porciones más grandes y menos saludables. Las elecciones populares lejos de casa tienen más calorías, azúcar, grasa, colesterol y sodio.

Recomendaciones

Tienes la oportunidad de preparar comidas y colaciones más nutritivas. Esfuérzate por variar la presentación de las comidas familiares. Por ejemplo, transporta las comidas familiares a un parque local, playa, lago o a tu patio. Comparte la hora de la comida con uno o más vecinos teniendo una cena compartida o una carne asada. Ten lo siguiente en mente:

- *Una meta recomendable es tener cinco o más comidas en familia a la semana.* Las comidas en familia proveen no solamente la oportunidad de preparar alimentos saludables sino también el tiempo para comunicarse unos con otros.

- Esfuérzate por preparar lonches saludables para el trabajo tres o más días a la semana.

Reduciendo Tu Ritmo de Alimentación

Práctica Alimentaria No Saludable

Un ritmo rápido para comer puede resultar en comer demasiado y ganar libras no deseadas.

Recomendaciones

Para ayudarte a disminuir el ritmo al comer a continuación algunas recomendaciones:

1. Toma pequeñas mordidas, y mastica completamente cada bocado.

2. Periódicamente coloca tu tenedor o cuchara en la mesa entre bocados.

3. Realiza pausas de algunos minutos entre de la comida.

Establece tu ritmo para comer de tal modo que las comidas principales cada día duren entre veinte a treinta minutos.

Reduciendo Tu Ingesta de Alimentos Altos en Calorías

Práctica Alimentaria No Saludable

Los productos ricos en nutrientes son bajos en grasa y altos en proteína- esos son, lácteos bajos en grasa; carne magra, pescado y pollo; productos integrales; frutas y vegetales. Los productos altos en calorías o pobres en nutrientes son altos en grasa y sal (papas, pretzels, etc.) o altos en grasa y azúcar (pasteles, postres y otros dulces). Ten lo siguiente en mente:

- Debido a que los alimentos ricos en nutrientes tienen mayor contenido de proteína, fibra y agua; estos alimentos tienen la habilidad de retrasar el hambre porque son digeridos y absorbidos más lentamente.

- Los productos altos en calorías son muy sabrosos y fácilmente disponibles, las personas generalmente consumen cantidades excesivas de dichos productos, agregando peso extra con el paso del tiempo.

- Esto puede colocarlos en el camino a la obesidad.

Recomendaciones

Los productos altos en calorías agregan variedad y placer a los patrones cotidianos de comidas y colaciones:

- Ten en mente que todos los tipos de comidas y bebidas, en las cantidades adecuadas, caben en una dieta nutritiva y balanceada.

- La moderación (que tan frecuentemente se come) y el tamaño de porción apropiado, son claves para mantener las calorías provenientes de alimentos altos en calorías en los límites razonables.

Recuerda – no reemplaces consistentemente (en gran medida) los productos ricos en nutrientes con productos ricos en calorías.

Además, revisa las etiquetas de los productos para ver las calorías por porción y el tamaño de porción recomendado. Tal vez desees hacer una lista de las porciones de tus productos favoritos en caso de que desees hacerlos desde cero siguiendo una receta. Para ayudarte más en la reducción de tu consumo de alimentos altos en calorías, algunas sugerencias prácticas incluyen las siguientes:

1. Reduce poco a poco la compra de productos altos en calorías.

2. Después almacena esos artículos comprados fuera del alcance.

3. Para reducir la tentación de sobre alimentarse, confina esos productos a contenedores pequeños (bolsas pequeñas, tazas pequeñas, medidoras de 8 onzas).

La mejor sugerencia es permitir un alimento con alto contenido calórico, en la cantidad apropiada, en una comida o colación no más de tres días a la semana.

Reduciendo Tu Ingesta de Bebidas Altas en Calorías

Práctica Alimentaria No Saludable

Las bebidas azucaradas altas en calorías incluyen los refrescos o sodas regulares, bebidas de frutas, Kool-Aid, etcétera. Puede considerarse una bebida alta en calorías el café y el té que son altamente endulzados con azúcar o miel (más de una cucharadita). El jarabe de maíz alto en fructosa (JMAF) (contiene ambos, fructosa y glucosa) es el edulcorante preferido para la mayoría de los refrescos. Busca la presencia de JMAF en la lista de ingredientes en las etiquetas de las bebidas azucaradas y otros productos comerciales.

Los refrescos o sodas populares tienen en promedio 160 calorías por lata. Recuerda lo siguiente:

- El azúcar de mesa (sacarosa) contiene fructosa, que se enlaza a la glucosa.

- Sin embargo, durante la digestión estos enlaces se rompen, dando lugar a una mezcla de fructosa y glucosa, como la encontrada en el JMAF.

- Por lo tanto, una porción de un refresco o soda con JMAF contiene el azúcar equivalente a ocho cucharaditas.

- Además, ambos la fructosa y la glucosa causan caries dental.

Recomendaciones

Ambos, niños y adultos se verán beneficiados al reducir el consumo de refrescos o sodas y otras bebidas azucaradas. Es muy recomendable que hagas lo siguiente:

- No reemplaces consistentemente (en gran medida) las bebidas ricas en nutrientes con aquellas altas en calorías.

- Trata de reemplazar los refrescos y otras bebidas azucaradas por agua o jugo.

- Para aquellos que están consumiendo bebidas altas en calorías, como refrescos, tengan cuidado de no aumentar su ingesta de alimentos, especialmente los alimentos con alto contenido calórico. Un domingo, mi familia y yo fuimos a un restaurante tipo buffet para la comida. Observé a una clienta seleccionando una soda de dieta. Sin embargo, para postre, ella eligió una rebanada de tarta de crema de chocolate. Desafortunadamente, la soda de dieta no cancela el gran número de calorías de la rebanada de tarta de crema de chocolate.

- *Es recomendable que las personas que hacen dieta y prefieren las bebidas azucaradas no consuman más de una taza (ocho onzas) o una lata (doce onzas) de dichas bebidas o dos tazas de café y té que son altamente endulzados con azúcar o miel (más de una cucharadita) al día.*

Reduciendo las Comidas en Otros Sitios que No Sean la Cocina y el Comedor Mientras se Realizan Otras Actividades

Práctica Alimentaria No Saludable

Esta práctica es conocida por ser una situación que promueve comer en exceso.

Recomendaciones

La forma ideal para controlar el comer en exceso es consumir todas las comidas y colaciones en el comedor o en la cocina sin participar en alguna otra actividad:

- Sin embargo, siendo realistas, niños y adultos disfrutan de consumir una comida o colación en el cuarto de la familia o de recreación, mientras ven TV, trabajan en la computadora o leen.

- Si caes en la tentación, hacer tales prácticas de vez en cuando estaría bien, pero mantenlas al mínimo porque podrían llevar a comer en exceso.

- En lugar de tomar una bolsa de papas o un paquete de galletas, elige comidas y colaciones más ligeras y nutritivas. Usa contenedores pequeños como un plato hondo pequeño para cereal, tacitas, contenedores de margarina de ocho onzas o bolsas pequeñas.

- Dichas prácticas no sólo podrían ayudarte a "cortar calorías" sino también a prevenir que comas en exceso mientras tu atención está enfocada en otras cosas o actividades.

- *Es recomendable que trabajes duro para para mantener esta práctica alimentaria no saludable menos de tres días a la semana.*

Disminuyendo el Consumo de Comidas y Bocadillos en Establecimientos y Restaurantes de Comida Rápida

Práctica Alimentaria No Saludable

Varias selecciones populares en algunos restaurantes son altas en calorías, grasas totales, grasas saturadas, colesterol y sodio.

Recomendaciones

Para prevenir el consumo excesivo de calorías y grasas, es recomendable que sigas los tips ¨selecciona de la manera inteligente¨ para cuando salgas a comer a restaurantes (buffets, de menú o estilo cafetería) y establecimientos de comida rápida:

- Busca las porciones más ligeras o las comidas con porciones controladas, como los alimentos saludables para el corazón, comidas más ligeras, mini comidas, etc.

- En lugar de recibir el pan, bollo o canasta de papitas antes de la comida, solicita que las sirvan al mismo tiempo.

- Para las ensaladas, solicita que la variedad de aderezos bajos en grasa sean servidos en un contenedor aparte y no sobre la ensalada.

- Evita o selecciona solamente algunos aperitivos del plato, porque generalmente son fritos o tienen un alto contenido de grasa.

- Seleccione verduras o sopas tipo caldo en lugar de cremas.

- Elige carnes y pescados horneados, asados o a la parrilla en lugar de fritos.

- Evita seleccionar platillos servidos con salsas, aderezos, queso o salsas cremosas densas en calorías y grasa.

- Opta por papa al horno en lugar de puré con salsa, papas a la francesa, croquetas de papa, papas tipo sabritas y similares.

- Elige ejotes, zanahorias u otras verduras verdes en lugar de maíz (elote), chicharos, habas, frijoles refritos, u otros alimentos con almidón.

- Elige tostadas o pan (de preferencia integral), un panqué ingles, un rollo ligero, o un bagel en lugar de un pan de especialidad (como pan de plátano), quequito, bísquet, crepa, cuernito o cualquier otro tipo de pastelería.

- Pide leche de la variedad baja en grasa, refresco o soda de dieta, agua, jugo, café o té en lugar de refresco o soda regular, malteadas, bebidas de café con alto contenido calórico, bebidas alcohólicas o cualquier tipo de bebidas endulzadas.

- Deja pasar los postres porque la mayoría tienen un alto contenido de grasa y azúcar. Espera a llegar a casa y puedes consumir yogurt congelado bajo en grasa, helado bajo en grasa, fruta y otros similares.

- Para los sándwiches, opta por aquellos de pollo asado o a la parrilla, pavo, pescado o carne magra en lugar de las carnes fritas como tocino o las carnes utilizadas para los lonches como bolonia y salami que tienden a ser altas en grasa.

- Completa tus sándwiches con mostaza, salsa catsup, pepinillos, lechuga, tomate, brotes de soya u otros vegetales en lugar de mayonesa, salsas especiales, salsas tártaras, mantequilla o margarina y otras similares; a menos que sean una variedad baja en grasa.

- Para los tacos, ordena aquellos que contengan lechuga y tomate, evita aquellos con crema y guacamole.

- Intenta evitar las porciones grandes o extra grandes. Si estás en un lugar no familiar y se sirven porciones grandes, recuerda compartir con alguien o empaca una parte en un contenedor para llevar a casa y comer después.

- En un restaurante tipo buffet, recuerda servirte las porciones apropiadas y servirte una segunda porción únicamente si tienes hambre. Si la tentación te vence, toma una porción pequeña de ensalada, vegetales o fruta.

Es muy recomendable que no comas en restaurantes o establecimientos de comida rápida más de dos días a la semana. Esto aplica para comidas para llevar y entregas a domicilio también.

Reduciendo el Consumo Excesivo de Alimentos por Cuestiones Emocionales

Práctica Alimentaria No Saludable

El consumo excesivo de alimentos por cuestiones emocionales puede desencadenarse por emociones fuertes (furia, frustración, depresión, etc.).

Recomendaciones

Al ser consciente de estos tiempos problemáticos, puedes ponerte en guardia contra estos. Recuerda lo siguiente:

- En situaciones en las que estés estresado (a) o emocionalmente desconcertado (a), puedes comer en exceso sin pensarlo.

- Para prevenir comer en exceso en esos tiempos, tu medidor de energía, colocado en tu refrigerador o puerta de la alacena, puede servir como señal para recordarte que no abras la puerta automáticamente.

- Toma una pausa de varios minutos para estudiar los diferentes niveles de hambre y saciedad en este medidor, y enfócate en tus sensaciones internas.

- Pregúntate, ¨ ¿Realmente tengo hambre o quiero comer porque estoy emocionalmente desconcertado (a)? ¨

- Si realmente tienes hambre, decide a qué nivel y come de acuerdo a las recomendaciones dietéticas dadas en el medidor.

- Si descubres que no tienes hambre, no dudes. Toma una acción constructiva.

- Las mejores estrategias para prevenir la sobrealimentación incluyen estar comprometido (a) en algún tipo de actividad física o involucrarte en alguna actividad constructiva que te resulte más atractiva en el momento (manualidades o arte, novela, etc.).

Estas actividades pueden reemplazar o disipar las reacciones que son destructivas mental y emocionalmente, causadas por las emociones fuertes. Tomará tiempo, paciencia y práctica distinguir tus sensaciones físicas de hambre y saciedad de la necesidad psicológica de comer causada por emociones fuertes o por "fuerzas ambientales", tales como presión social, anuncios y otros similares. Recuerda lo siguiente:

- Haz listas de actividades físicas y/u otras actividades constructivas y colócalas a lado de tu medidor de energía.

- Todas las recomendaciones anteriores pueden aplicarse cuando estas aburrido (a) o estresado.

- *Con el tiempo, esfuérzate por evitar el consumo excesivo de alimentos, en cualquier momento, por cuestiones emocionales.*

Circunstancias Específicas

Reduciendo el Consumo Excesivo de Alimentos en Días Festivos y Vacaciones

¿Tienes problemas con el consumo excesivo de alimentos en días festivos o en vacaciones?

En estas ocasiones, es más probable que las personas que están haciendo dietas y monitorean o llevan un registro de su consumo de alimentos y bebidas tengan un control de su ingesta de calorías. Para hacer esto quizá quieras utilizar la técnica de registrar (capítulo 6) o el formato práctico que rastrea la ingesta dietética (capítulo 8). Esta recomendación también aplica para cuando estas en casa todo el día.

Durante las vacaciones, este monitoreo puede ser difícil. De forma alternada quizá desees monitorear tu ingesta de alimentos y bebidas de forma mental conforme va progresando el día.

La mayoría de los hoteles y alojamientos tiene refrigeradores en sus cuartos. Compra y almacena bebidas y alimentos saludables en dichos refrigeradores. Para desayunar opta por cereal y leche baja en grasa. Cuando estas vacacionando, para las comidas y colaciones o snacks lleva alimentos como crema de cacahuate y galletas, cajas pequeñas de cereal, fruta y similares. Incluye agua embotellada o termos llenos de tu bebida favorita. Las mochilas son geniales para cargar estos artículos.

Trata de consumir la mayoría de las comidas y colaciones o snacks de esta manera. Al planear y controlar tus ingestas, puedes comer más saludable por menos dinero. El dinero que ahorres al preparar tus propias comidas y colaciones puedes ser gastado en entretenimiento adicional, recuerdos y similares. Además para eliminar las calorías consumidas, planea unas vacaciones que sean altamente activas, con caminatas, senderismo, nado y actividades parecidas.

Reduciendo el Exceso de Alimentos Durante el Fin de Semana

Para tener un mejor control del consumo excesivo de alimentos durante el fin de semana, revisa tu registro de tres días (capítulo 6) y hazte estas preguntas que comparan las ingestas de los días de fin de semana vs los días entre semana:

- ¿Estas consumiendo más calorías?

- ¿Estas comiendo más comidas y/o colaciones o snacks?

- ¿Estas comiendo alimentos con mayor contenido calórico?

- ¿Estas consumiendo bebidas endulzadas con mayor contenido calórico?

- ¿Estas comiendo más en restaurantes y establecimientos de comida rápida?

Al identificar las áreas problemáticas anteriores, puedes estar en guardia contra ellas. Al responder estas preguntas, puedes planear mejor tus comidas y colaciones o snacks para corregir el consumo excesivo de alimentos. También en tiempos de no comer, mantente ocupado (a) con otras actividades constructivas, especialmente aquellas que requieren movimientos activos o aquellas que requieren que tus manos estén ocupadas.

Reúne a Tus Tropas de Apoyo

En la reunión, tu pareja o equipo de apoyo y tú quizá deseen intercambiar pensamientos acerca de las diferentes prácticas de alimentación no saludables y sus recomendaciones. Es muy recomendable que cada uno haga una lista de las diez frecuencias recomendadas, las recomendaciones dadas para corregirlas y las cinco preguntas acerca de las ingestas en días de fin de semana y entre semana. Quizá en una hoja blanca con una pluma negra o a computadora pudieran escribir estas recomendaciones en letra grande. Colócalas en la alacena o refrigerador como un recordatorio rápido. Estas frecuencias recomendadas se pueden abreviar como sigue:

Noventa por ciento del tiempo (semanalmente)

1. Consume comidas y colaciones regulares.

2. Responde a tus sensaciones de apetito.

3. Consume los tamaños de porción recomendados.

Número de días a la semana

1. Prepara comidas familiares cinco o más días a la semana.

2. Reduce el ritmo al comer logrando comidas que te tomen entre 20 y 30 minutos.

3. Consume un alimento alto en calorías no más de tres días a la semana.

4. Consume una bebida alta en calorías sólo una vez al día.

5. Come en otros cuartos mientras realizas otra actividad no más de tres días a la semana.

6. Consume una comida, colación o snack en un restaurante o establecimiento de comida rápida no más de dos días a la semana.

7. Todos los días evita el consumo excesivo de alimentos por cuestiones emocionales.

Ingestas del fin de semana versus ingestas entre semana

1. ¿Estas consumiendo más calorías?

2. ¿Estas consumiendo más comidas y colaciones o snacks?

3. ¿Estas consumiendo más alimentos con alto contenido calórico?

4. ¿Estas consumiendo más bebidas azucaradas con alto contenido calórico?

5. ¿Estas consumiendo más alimentos fuera de casa?

En este momento, ve a tu cuaderno de trabajo y escribe tus resultados de las frecuencias recomendadas y las preguntas descritas en el apéndice.

CAPÍTULO
8
Seleccionando un Plan de Alimentación para Perder Peso

Cuando las calorías consumidas son menos que las calorías gastadas, puedes reducir tu peso. Sin embargo, hay varios factores biológicos, incluyendo los factores genéticos, metabólicos y hormonales, que pueden determinar cuánto peso se pierde. En lugar de un peso ideal, estas influencias biológicas determinan un rango de peso que las personas que están haciendo dieta pueden alcanzar. En algunos casos las personas que están realizando dieta pueden ser incapaces de alcanzar el rango de peso normal. Si esto ocurre, una meta más realista es esforzarse por tener una presión sanguínea y niveles sanguíneos de glucosa, c-LDL, c-HDL y triglicéridos en los rangos normales en el peso más bajo que puedas obtener.

Además, las personas que están haciendo dieta generalmente desean un mayor porcentaje de pérdida de peso que el recomendado de 10 por ciento. Sin embargo, a pesar de que esa pérdida de peso puede ser alcanzada, raramente se mantienen. Es importante valorar los pequeños cambios de pérdida de peso, tal como el 10 por ciento, ya que dicho cambio puede proveer efectos benéficos para la salud y puede ser usado como un criterio de éxito.

El octavo paso en tu camino a una mejor salud y aptitud física es seleccionar un plan de alimentación que mejor se ajuste a tus necesidades para reducir tu peso sabiamente.

Consejos Acerca del Peso Durante el Embarazo

El exceso de peso puede causar dificultades físicas para la madre y su bebé durante y después del nacimiento. Si tienes un problema de peso, trata de perder la mayor cantidad de libras extras posible antes de embarazarte.

Durante el embarazo asegúrate de dar seguimiento a la ganancia de peso y las recomendaciones de actividad física para cada trimestre dadas por tu médico. También trabaja duro para seguir las recomendaciones dietéticas para mujeres embarazadas. La reducción de peso debe posponerse hasta después del nacimiento de tu bebé. Quizá desees leer la información que identifica las prácticas de alimentación no saludables y cómo corregirlas (capítulo 7), porque pueden agregar bastantes calorías extras a tu ingesta, este capítulo puede enseñarte a reducir tu ingesta de alimentos y bebidas con alto contenido calórico.

Fumar y el Control de Peso

Los fumadores por lo general son renuentes a dejar de fumar, porque tienen miedo de la ganancia de peso después de renunciar. Es importante reconocer que fumar no es una forma sabia de controlar el peso. No es prudente iniciar los programas para dejar de fumar y controlar el peso al mismo tiempo. Ya sea que dejes de fumar antes o después de tus esfuerzos para bajar de peso, vigila el consumo de alimentos altos en calorías (todos los dulces y botanas saladas) y las bebidas altas en calorías (refresco o soda y otras bebidas azucaradas). Como se enfatizó anteriormente estos productos son altamente sabrosos y fácilmente disponibles, fomentando un consumo excesivo. Ten cuidado de no intercambiar una adicción por otra.

Seleccionando un Plan de Alimentación para Perder Peso

Para la mayoría de los individuos con sobrepeso y obesidad, recomiendo lo siguiente:

- La duración del periodo de pérdida de peso es de seis meses.

- Debido a que tu ingesta calórica es menor a tu ingesta normal, pregunta a tu médico acerca de suplementos de vitaminas y minerales.

- Si cuentas con aseguranza, solicita a tu médico que te refiera a un nutriólogo (a) registrado (a) o a un nutriólogo (a) con especialidad en salud pública para consejo y apoyo de manera regular.

- Mantén un período de mantenimiento de seis meses antes de que continúes con una pérdida de peso mayor.

Debido a que el historial médico y el perfil médico presente de todos son diferentes, busca la aprobación de tu médico para el plan de pérdida y mantenimiento de peso que estarás siguiendo. El Instituto Nacional de Salud y el Instituto Nacional de la Sangre, Corazón y Pulmones en conjunto con el Departamento de Salud y Servicios Humanos de Estados Unidos y la Asociación de Norteamérica para el Estudio de la Obesidad recomiendan "Dietas que contengan 1,000 a 1,200 calorías/día para la mayoría de las mujeres; dietas entre 1,200 a 1,600 calorías/día para hombres y podrían ser apropiadas para mujeres que pesen 165 libras o más, o para aquellas que se ejercitan."[1] Las ingestas menores de 1,000 calorías no son recomendables debido a que son muy restrictivas y requieren la supervisión médica cercana.[1] Con respecto a estas recomendaciones, quizá desees tomar los siguientes pasos.

Para determinar tu ingesta calórica presente, es importante que lleves un registro de tres días de tu ingesta de alimentos y bebidas así como los siguientes cinco pasos relacionados a este registro en tu cuaderno de trabajo. Selecciona los dos días de la semana y un día de fin de semana que mejor refleje tu ingesta típica. Este registro te ayudará a seleccionar un plan de alimentación para perder peso que mejor responda a tus necesidades de energía en términos de que sea viable y sostenible. Además, al hacer este registro de tres días, puedes compararlo con tu plan de alimentación para pérdida de peso seleccionado para identificar las prácticas de alimentación problemáticas.

Para recibir todos los beneficios de este registro, es importante que completes tu registro de ingestas de manera abierta. Ten cuidado con la trampa de reportar menos. Intenta no reducir tu ingesta de alimentos en el periodo de tres días y trata de no evitar los alimentos altos en calorías (como dulces, botanas y comida chatarra) que normalmente consumirías. Recuerda lo siguiente:

1. Para cada día, incluye en tu registro: la fecha, la comida, colación o snack específico, así como el lonche y los snacks de medianoche; la comida o bebida específica; la cantidad de comida y bebida; cualquier cosa agregada a la comida o bebida, como margarina, aderezo para ensaladas o azúcar; y cómo se preparó la comida, por ejemplo si es horneada o frita (cantidad de aceite utilizado). Para un ejemplo, ve el ¨plan de pérdida de peso de 1,200 calorías¨ en las páginas siguientes.

2. Para artículos alimenticios que tienen más de un componente, como un sándwich o guisado, haz un estimado del contenido de cada componente. Por ejemplo, un sándwich de jamón con queso contendría en la lista, dos rebanadas de pan integral, dos onzas de jamón, una onza de queso, y dos cucharaditas de mostaza. Esto también aplica para lonches producidos comercialmente. Revisa también ¨Consideraciones Especiales¨ en las páginas siguientes.

3. En las páginas siguientes lee cuidadosamente ¨Los Tamaños de Porción para los Planes de Pérdida de Peso¨.

4. Para todas las comidas y colaciones de cada uno de los tres días determina el número de porciones que actualmente estas consumiendo de los diferentes grupos de alimentos excepto para la carne y grupos alternativos que deberán ser anotados por número de onzas: lácteos (leche y yogurt); carne y alternativas (huevo, queso, crema de cacahuates, frijoles o chícharos secos); grupo de frutas; grupo de vegetales; grupo de cereales (pan, galletas, cereal y pasta); grupo de las grasas y otro grupo (productos de botana, postres y otros dulces). Para este último grupo, escribe el tamaño del postre (por ejemplo, un cuadro de brownie de dos pulgadas), número de galletas o número de papitas. Revisa las etiquetas de los productos para conocer los tamaños de porción. Si son preparados caseros, revisa la etiqueta de un producto similar. Para bebidas

endulzadas, usa el tamaño de porción de una lata de doce onzas para un refresco o soda y una taza de ocho onzas de otras bebidas azucaradas. Los tamaños de porción de varias bebidas alcohólicas aparecen en el capítulo 6. Cuando debas decidir el número de porciones, hay un ejemplo aquí. El tamaño de porción de cereales y pastas cocinadas es media taza. Si consumes una taza, esto equivaldría a dos porciones.

5. Después, para *cada grupo de alimentos*, agrega el número de porciones para los tres días y divide entre tres (redondea al número entero más cercano). Por ejemplo, si has consumido ocho porciones del grupo de los cereales en el primer día, diez porciones en el día dos y siete porciones en el día tres. Esto daría como resultado veinticinco dividido entre tres, dando un promedio de ocho porciones al día.

Compara el número de porciones promedio de cada uno de los grupos de alimentos que consumes actualmente, con el número de porciones dadas para el plan de pérdida de peso de 1,000 a 1,600 calorías dado (ve los "Planes de Pérdida de Peso por Niveles de Calorías" en las siguientes páginas). Selecciona el plan de pérdida de peso entre el rango de calorías recomendado que sería más razonable para ti y el que sería más probable que siguieras. Por ejemplo, los hombres que hacen dieta podrían verse favorecidos con un plan de 1,500 a 1,600 calorías. Los hombres más grandes que están consumiendo una mayor cantidad de comida podrían considerar un plan de pérdida de peso entre 1,700 y 2,000 calorías.

Podría ser útil para ti que te reúnas con otros miembros de la familia que también deseen perder peso cuando lleves tu registro de tres días. Por ejemplo, un esposo y una esposa están trabajando juntos en determinar sus ingestas actuales llevando sus registros en la computadora.

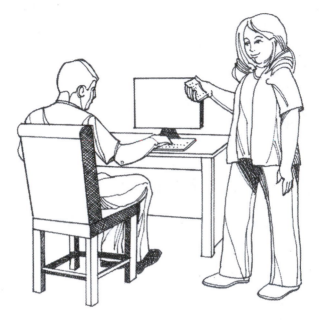

Precauciones a Considerar Durante tu Experiencia de Pérdida de Peso

Antes de embarcar en tu programa de pérdida de peso, las siguientes precauciones importantes deben ser consideradas:

- A lo largo del curso de tu reducción de peso, puedes experimentar cambios en el agua corporal, que puede resultar en una ganancia o pérdida diaria de como mucho dos libras. No te alarmes o desanimes con esta ganancia temporal. Esto no representa un incremento en el tejido graso. Mantén tu confianza intacta y continua tus programas dietéticos y de actividad física.

- En algún punto del período de la pérdida de peso, las personas que están haciendo dieta experimentaran una nivelación en su pérdida de peso - por ejemplo, la pérdida de peso se mantiene durante tres semanas. Este fenómeno resulta porque el cuerpo está equilibrando el balance de energía en respuesta a los cambios en la ingesta dietética y la actividad física. En este punto, será necesario ajustar tu ingesta calórica y plan de alimentación para perder más peso. Es recomendable que reduzcas tu ingesta y plan de alimentación por tomos de 200 calorías por día para iniciar nuevamente el proceso de reducción de peso.

- Si te alejas de tu plan de pérdida de peso por algunos días, no critiques tu peso o no te desanimes. No digas "Lo he arruinado, así que quizá debería detener mis esfuerzos por seguir la dieta." Ponle fin a estos pensamientos negativos, y reinicia tus esfuerzos para perder peso.

Planes de Pérdida de Peso

Los rangos de dichos planes van de 1,000 a 2,000 calorías. Revisa "Los Tamaños de Porción para el Plan de Pérdida de Peso" y el "Planes de Pérdida de Peso por Niveles de Calorías" en las siguientes páginas. El tamaño de porción (o porciones) juegan un rol significativo en el control de tus calorías.

Tamaños de Porción para los Planes para Perder Peso

Productos Lácteos

- Una porción equivale a ocho onzas (una taza) de leche libre de grasa o leche 1 por ciento; o seis a ocho onzas (tres cuartos o una taza) de yogurt libre de grasa o bajo en grasa.

- Si prefieres la leche 2 por ciento, cuenta como dos porciones de leche más una porción de grasa (dos por uno) en el plan de alimentación.

- La tercera porción pueden ser dos onzas de queso, considerado aquí como una alternativa de la carne.

Carne y Alternativas para la Carne

- Para las carnes, determina la cantidad después de cocinar y retirar los huesos, piel y grasa de los bordes de la carne. Cuando es carne cocinada, cuatro onzas de carne son equivalentes a tres onzas.

- Un promedio de la porción de carne y sus alternativas son dos o tres onzas. Esto podría incluir una de las siguientes:

  o 2-3 onzas de pollo, carne de res o pescado

  o 2-3 onzas de carnes para sándwiches

  o 2 onzas (1/4 de taza) de atún (en agua o drenado de aceite)

  o 2-3 onzas de queso

- Una onza de carne o una alternativa puede incluir una de las siguientes:

  o 1 hot dog o 1 huevo

  o 1 cucharada de crema de cacahuate

  o ½ taza de frijoles o chícharos secos

- Considera el tamaño de tres onzas para una empanada, una pila de rodajas finas o una pieza de carne de cuatro por tres pulgadas y media pulgada de grueso. Algunos ejemplos incluyen media pechuga de pollo; una hamburguesa de tamaño regular, filete de lomo, chuleta de cerdo, filete de pollo o pescado.

- Además, considera una alita de pollo como una onza y la pierna y el muslo como dos onzas.

- Dos onzas de queso equivalen a dos rebanadas delgadas o un trozo cuadrado de dos pulgadas.

Cuando se consumen la carne y las alternativas de la carne con alto contenido de grasa, los siguientes cuentan como una porción, más una porción de grasa en el plan dietético:

- cada onza de cortes principales

- cada onza de otras carnes con alto contenido de grasa (pastel de carne, carne molida, tocino, etc.)

- cada onza de carnes para sándwich (bolonia, pastrami) y un hot dog

- cada onza de los quesos populares, como el queso cheddar

- cada onza de pescado o pollo frito

- cada huevo revuelto o frito

- cada cucharada de crema de cacahuate

- debido al alto contenido de grasa, sin importar si son una, dos o tres onzas o cucharadas; consume solamente una o dos porciones de dichos alimentos no más de dos veces a la semana.

Frutas y Vegetales

Una porción de fruta es equivalente a cualquiera de las siguientes:

- 4 onzas de jugo

- una pequeña pieza de fruta

- ½ taza de frutos rojos u otros frutos

- 1 taza de melón

- ¼ de taza de frutos secos

Una porción de vegetales es equivalente a cualquiera de las siguientes:

- ½ taza de vegetales cocinados

- 1 taza de vegetales crudos picados o en tiras

- 1 taza de verduras de hoja crudos (lechuga o espinacas)

- ¾ de taza de jugo de vegetales

Por lo general, el maíz y las papas son preferidas, especialmente las papas a la francesa, que tienen un mayor contenido de grasa. Considera cada porción pequeña o paquete de papas a la francesa como una porción de vegetales añadiendo una porción de grasa en el plan dietético. Dichos vegetales como maíz, papa, chícharos y habas tienen un mayor contenido de carbohidratos. Debido a esto, es mejor ofrecer estos vegetales solamente en la hora de la comida tres a cuatro veces a la semana. En lugar de estos, podrías incluir vegetales llenos de color, además de una porción de cereal integral como pasta o arroz salvaje.

Granos (Panes, Cereales, Pastas y Otros Productos de Granos)

Una porción (de preferencia integral) es equivalente a lo siguiente:

- una rebanada de pan o un bollo pequeño

- 1/2 hamburguesa o pan para hot dog

- ½ bagel chico (una onza) o ½ muffin ingles

- ½ taza de cereal, avena, arroz o pasta cocinada

- ¾ de taza (1 onza) de cereal listo para comer (preferentemente bajo en azúcar agregado)

- 5-6 galletas pequeñas o 3-4 galletas grandes

Grasas y Aceites

Una porción es equivalente a las siguientes:

- 1 cucharada de margarina, mantequilla, mayonesa o aceite vegetal

- 1 cucharada de aderezo para ensalada, queso crema o crema agria

Otros Alimentos y Bebidas

Algunos alimentos y bebidas contienen muy pocas calorías- eso es, menos de veinticinco calorías por porción. Dichos alimentos y bebidas pueden ser incluidos en el plan de pérdida de peso, sin considerarlos en la ingesta total de calorías del día. Esto incluye los condimentos, como mostaza y cátsup; café, té o refrescos o sodas de dieta o ciertos productos libres de grasa. Revisa las etiquetas de los productos para encontrar las calorías por porción y el tamaño de porción.

Planes de Pérdida de Peso por Niveles de Calorías

Nota: Los números dados debajo de los grupos de alimentos representan el número de porciones, excepto para el grupo de la carne y las alternativas de la carne que están representados en onzas. Usa los ¨Tamaños de Porción para los Planes de Pérdida de Peso¨. La tercera porción de una fuente rica en calcio podrían ser dos onzas de queso, que para los propósitos de estos planes dietéticos, se incluye debajo de los grupos de carne y alternativas de la carne.

1,000 Calorías

2 porciones de lácteos
4 onzas de carne o alternativas
3 porciones de fruta
2 porciones de vegetales
4 porciones de cereales
2 porciones de grasa

1,100 Calorías

2 porciones de lácteos
4 onzas de carnes o alternativas
3 porciones de fruta
2 porciones de vegetales
5 porciones de cereales
2 porciones de grasa

1,200 Calorías

2 porciones de lácteos

5 onzas de carne o alternativas

3 porciones de fruta

2 porciones de vegetales

6 porciones de cereales

2 porciones de grasa

1,300 Calorías

2 porciones de lácteos

6 onzas de carnes o alternativas

3 porciones de fruta

2 porciones de vegetales

6 porciones de cereales

3 porciones de grasa

1,400 Calorías

2 porciones de lácteos

6 onzas de carne o alternativas

3 porciones de fruta

2 porciones de vegetales

7 porciones de cereales

3 porciones de grasa

1,500 Calorías

2 porciones de lácteos

6 onzas de carnes o alternativas

3 porciones de fruta

2 porciones de vegetales

8 porciones de cereales

3 porciones de grasa

1,600 Calorías

2 porciones de lácteos

7 onzas de carne o alternativas

4 porciones de fruta

2 porciones de vegetales

8 porciones de cereales

3 porciones de grasa

1,700 Calorías

2 porciones de lácteos

7 onzas de carnes o alternativas

4 porciones de fruta

3 porciones de vegetales

9 porciones de cereales

3 porciones de grasa

1,800 Calorías

2 porciones de lácteos

7 onzas de carne o alternativas

4 porciones de fruta

3 porciones de vegetales

10 porciones de cereales

4 porciones de grasa

1,900 Calorías

2 porciones de lácteos

7 onzas de carnes o alternativas

4 porciones de fruta

3 porciones de vegetales

11 porciones de cereales

4 porciones de grasa

2,000 Calorías

2 porciones de lácteos

8 onzas de carne o alternativas

4 porciones de fruta

3 porciones de vegetales

11 porciones de cereales

5 porciones de grasa

Ejemplo de un Plan de Alimentación de 1,200 Calorías para Perder Peso

Para un ejemplo de un plan de pérdida de peso, ve el ¨Plan de Alimentación de 1,200 Calorías para Perder Peso¨. Recuerda lo siguiente:

- Este plan tiene tres comidas y una colación o snack.

- La colación o snack puede ser a media mañana, media tarde o después de la cena.

- Para los otros planes de pérdida de peso, puedes agregar el número necesario de los grupos de alimentos a este plan dietético hasta que coincida el número de grupos de alimentos específicos dados para el plan de pérdida de peso.

- Puedes distribuir los alimentos y bebidas de acuerdo a cualquier patrón de comidas y colaciones o snacks que mejor se adapte a tus preferencias individuales.

- Los alimentos y bebidas dadas en el plan son solamente ejemplos.

- Intercambia estos alimentos y bebidas por aquellos que sean de tu preferencia.

Plan de 1,200 Calorías para Perder Peso

Aquí están las porciones recomendadas para cada grupo de alimentos:

- 2 porciones de lácteos

- 5 onzas de carne o alternativas

- 3 porciones de fruta

- 2 porciones de vegetales

- 6 porciones de granos enteros (cereales)

- 2 porciones de grasa

Muestra de menú del Desayuno

1 grano	¾ de taza de cereal sin azúcar, bagel (1 onza) o 1 rebanada de pan tostado
1 leche	1 taza de leche 1 por ciento o 6 onzas de yogurt libre de grasa
1 fruta	½ taza de jugo de naranja, plátano pequeño o durazno
1 grasa	1 cucharadita de margarina para el pan tostado

Muestra de menú de la Comida

2 granos	2 rebanadas de pan, 1 bollo o bagel (2 onzas)
2 carne	2 onzas de carne magra para sándwich, 2 onzas de queso bajo en grasa o 2 cucharadas de crema de cacahuate reducida en calorías
1 fruta	½ taza de jugo de manzana, 1 naranja pequeña o ½ taza de pera
otros alimentos	2 cucharaditas de mostaza
	bebida gratis agua

Muestra de menú del Cena

1 granos	1 rebanada de pan, 1 bollo pequeña o bagel (1 onza)
3 carne	3 onzas de pollo, carne, puerco o pescado
1 vegetal	½ taza de ejotes, espinacas, etc.
1 vegetal	1 taza de rodajas de tomate
1 grasa	1 cucharadita de margarina para los vegetales
1 grano	½ taza de arroz salvaje
1 leche	1 taza de leche 1 por ciento o 6 onzas de yogurt libre de grasa
otros	1 o 2 cucharadas de aderezo libre de grasa para los tomates

Muestra de menú del Colación o Snack

| 1 grano | 4 galletas integrales |
| 1 fruta | 1 manzana pequeña, 1 taza de melón o ½ taza de fresas |

Consejos de Selección y Preparación

1. Tanto como sea posible, lo mejor es escoger cortes de carne magros, carne magra para hamburguesa y carnes magras para lonches, hot dogs, queso y crema de cacahuate.

2. Prepara las carnes horneadas, asadas o cocidas. Fríelas ocasionalmente.

3. Intenta consumir una variedad de vegetales de colores (por ejemplo, rojo, amarillo profundo o anaranjado, verde). Estos vegetales tienen un mayor contenido de vitaminas, minerales y sustancias protectoras que pueden mantenerte a ti y a tu familia saludables.

4. Puedes seleccionar verduras frescas, congeladas y enlatadas (aunque los vegetales enlatados tienen un mayor contenido de sal). Si prefieres los vegetales enlatados, drena el líquido y enjuaga ligeramente los vegetales con agua.

5. Evita las frutas enlatadas en almíbar espeso.

6. Entre las seis porciones de productos de granos, esfuérzate por incluir tres o más productos integrales diariamente. Gradualmente introduce los productos integrales-comer demasiados de una vez puede causar incomodidad digestiva. Esto también puede aplicar para varias frutas y vegetales.

7. Selecciona margarinas, aderezos para ensaladas, mayonesa, crema agria y queso crema libres de grasa o bajas en grasa. Tanto como sea posible, enfócate en las grasas monoinsaturadas, como aceites de oliva y cacahuate.

8. Si tienes un problemas con el consumo de mucho sodio, saltea los alimentos ligeramente mientras los cocinas o los preparas o en la mesa, pero no en todas las ocasiones. Siempre recuerda probar los alimentos primero y después agrega sal ligeramente o si es necesario, usa un sazonador sin sal.

9. La mayoría de los alimentos para colaciones o snacks, alimentos procesados y comidas en restaurantes o comida rápida tienen un elevado contenido de sodio. Revisa las etiquetas de los productos para conocer la cantidad de sodio por porción. Considera que el producto es alto en sal si la cantidad de sodio es 500 o más miligramos por porción.

Consideraciones Especiales

Las siguientes recomendaciones pueden aplicarse a alimentos o bebidas que son preparadas en casa o en restaurantes, establecimientos de comida rápida, cafeterías tipo delis o productos que son comercialmente congelados o enlatados.

¿Cómo se pueden incluir platillos que contienen una gran cantidad de ingredientes (como un guisado, chili, sopas) en un plan dietético? Si es hecho en casa, divide la cantidad medida de cada ingrediente por el número de porciones que la receta sugiere. Considera solamente aquellos ingredientes que contribuyen a la mayoría de la receta. Para dichos platillos, la porción recomendada es una taza. Por ejemplo, una taza de macarrones con queso o un guisado de atún que puede contener tres cuartos de taza de pasta y una onza de atún o queso. Considera este plato como dos porciones del grupo de los granos y una porción del grupo de carne.

Ten en mente que la pasta sin cocinar dobla su tamaño al cocinarse; por ejemplo, una taza de pasta sin cocinar, se convierte en dos tazas de pasta cocinada. Para los platillos similares preparados comercialmente, haz tu mejor esfuerzo para determinar la cantidad de cada ingrediente. Revisa las etiquetas de los productos para conocer el número de porciones contenidas en el empaque y el tamaño de porción sugerido.

De la misma forma para productos comerciales y comidas (como pizzas, tacos, hamburguesas) determina la cantidad de cada componente. Por ejemplo, una hamburguesa con queso contendría un pan para hamburguesa (dos porciones del grupo de los cereales), tres onzas de carne para hamburguesa y una onza de queso (cuatro porciones del grupo de la carne). Mostaza, cátsup y pepinillos son "libres".

Considera una comida la siguiente, tres onzas de pavo, media taza de aderezo y media taza de ejotes como tres porciones de carne, una porción de granos y una porción de vegetales.

Recomendación de Prácticas Alimentarias a Mejorar Mientras Pierdes Peso

Hay cuatro prácticas alimentarias recomendadas que implican alimentos y bebidas con alto costo calórico. Dichos alimentos y bebidas pueden agregar mayor variedad y placer a tu plan de pérdida de peso. Es mejor seleccionar aquellos alimentos y bebidas que tengan 250 calorías o menos (revisa el etiquetado nutricional para conocer las calorías). La información que puede ayudarte a incluir los alimentos y bebidas altos en calorías en tu plan se encuentran a continuación. Para cada alimento y bebida dentro de una práctica alimentaria recomendada que tenga las siguientes características, haz lo siguiente:

- 100 calorías o menos, cuenta como una porción del grupo de granos enteros (cereales)

- 101 a 150 calorías, cuenta como dos porciones del grupo de granos enteros (cereales)

- 151 a 200 calorías, cuenta como dos porciones del grupo de granos enteros (cereales), más una porción del grupo de las grasas

- 201 a 250 calorías, cuenta como dos porciones del grupo de granos enteros (cereales), más dos porciones del grupo de las grasas

1. Reduce tu ingesta de alimentos altos en calorías (todos los productos para colaciones o snacks salados y dulces) a una comida o colación no más de tres días a la semana. Revisa las etiquetas nutricionales para conocer el tamaño de porción.

2. Reduce tu ingesta de bebidas altas en calorías a no más de uno diario en una comida o colación (una lata de 12 u 8 onzas de refrescos, 8 onzas de bebidas azucaradas o dos tazas de café o té con más de una cucharadita de miel o azúcar) (una cucharadita de miel o azúcar tiene 20 calorías).

3. Reduce tu consumo de alcohol. Recomiendo una bebida al día para ambos, hombres y mujeres. Elige de las siguientes:

   - 4 onzas de vino tinto o blanco seco o 1 onza de un solo licor

   - preferir, una lata de 12 onzas de cerveza light o 10 onzas de un vino light

   - una lata de 12 onzas de cerveza, 10 onzas de vino o 2 onzas de una bebida de licores mezclados

4. Reduce tu ingesta en restaurantes o establecimientos de comida rápida a una comida o colación no más de dos días a la semana

   - Trabaja duro para realizar las elecciones más saludables, como se describe en el capítulo 7.

- Busca en internet tu sitio favorito de comida rápida. Escribe tus alimentos y bebidas altos en calorías favoritos, así como las calorías y los sustitutos saludables y sus calorías.

- Escribe la información descriptiva solicitada arriba en tu cuaderno de trabajo (apéndice).

Es importante que te des cuenta que si consumes dos o más alimentos y/o bebidas altos en calorías diario, estarás reemplazando muchos de los productos nutritivos de grano entero. Recomiendo que consumas una o dos veces al día un alimento de alto contenido calórico, mientras sus calorías no sumen más de 250 calorías a tu ingesta.

Hay muchas otras prácticas alimentarias recomendadas para considerar

- Recuerda apegarte a las porciones recomendadas en tu plan específico para pérdida de peso.

- Conforme vayas perdiendo peso, concéntrate en tus sensaciones internas de hambre o saciedad.

- Si es necesario, disminuye tu ritmo al masticar hasta lograr que una comida principal dure entre veinte a treinta minutos.

Actividad Física Recomendada Mientras Pierdes Peso

Para las personas con obesidad o sobrepeso que están haciendo dieta, recomiendo que inicien con caminata. En el capítulo 9 se proveen detalles acerca de la caminata de intensidad moderada. Comienza a ejercitarte gradualmente. Mantén lo siguiente en mente:

- Del inicio a los tres meses: camina por treinta minutos, cinco días a la semana (puede ser en tres caminatas de diez minutos cada una o en dos de quince minutos).

- De tres a seis meses: camina por cuarenta y cinco minutos, seis días a la semana (puede ser en tres caminatas de quince minutos).

- Seis meses y más: camina por sesenta minutos, siete días a la semana (puede ser en tres caminatas de veinte minutos o dos de treinta minutos).

A pesar de que estas recomendaciones pueden ser apropiadas para todas las personas que hacen dieta, asegúrate de desarrollar el plan de actividad física que mejor responda a tus necesidades personales, incluyendo el consejo de tu médico y tus preferencias. Con respecto a las actividades de estiramiento y fortalecimiento (capítulo 9), recomiendo que esperes a que inicie tu periodo de mantenimiento de peso para comenzar con estas actividades, ya que en este tiempo ya no tendrás que poner tanto enfoque en aplicar las recomendaciones dadas del capítulo 1 al 7.

Planeando Comidas y Bocadillos Saludables

La recomendación es planear comidas y colaciones, bocadillos o snacks saludables. Aparta tiempo (una hora y media el fin de semana) para planear comidas y bocadillos para la siguiente semana y la lista de compras. Cuando planees tus comidas y bocadillos, mantén en mente que debe ser variado, moderado y balanceado.

Si tu plan de comidas y bocadillos incluye aquellos adquiridos en establecimientos de comida rápida y restaurantes (consumidos en casa o en el lugar), incluye las opciones más saludables basándote en las hojas informativas del contenido nutricional de la comida rápida (obtenlos en el lugar o en internet) y en la sección de opciones saludables del menú de los restaurantes. Recuerda esforzarte para que el número de comidas en los restaurantes y establecimientos de comida rápida, no sobrepasen dos días a la semana.

Mantén tu Planeación de Menú Simple

- Para asistirte con esto, ve al ejemplo "Ideas de Menú General y Su Respectiva Lista de Compras" en las siguientes páginas.

- Registra tus planes de menú en un cuaderno de espiral o en una computadora, usando un formato similar del ejemplo mencionado arriba.

- Este registro te permitirá reutilizar las ideas de menú en el futuro, ahorrándote tiempo y esfuerzo. Dichos menús también pueden ayudarte a desencadenar nuevas ideas de menús.

- Basado en tu plan específico de dieta, puedes crear tus propias ideas de menú.

Para la mayoría de las comidas, esfuérzate por mantener el balance nutricional, incluir alimentos con proteína (carne o lácteos o ambos); una fruta o vegetal o ambos; alimentos de granos y harinas (como cereal, pan o bollos, especialmente los de tipo integral) y grasa como margarina, aderezo para ensaladas o crema agria. Es muy recomendable que te enfoques en hacer que tus comidas y colaciones sean atractivas al incluir alimentos con diferentes colores, texturas, formas y sabores. Por ejemplo, puedes servir un vaso de leche baja en grasa, una pechuga de pollo asada, arroz silvestre, mezcla de zanahorias y chícharos y un poco de ensalada de lechuga y tomate con aderezo bajo en grasa. Para postre, una taza de frutas variadas o gelatina Jell-O que contenga diferentes frutas.

¿Eres Culpable de Comprar Mientras Tienes Hambre y Comer Mientras Cocinas o Preparas Comida?

Cuando realizas compras con hambre, es más probable que compres alimentos altos en calorías, menos nutritivos e innecesarios. El mejor enfoque es tomarte el tiempo para planear tus comidas y colaciones. De este plan, crea una lista de compras y esfuérzate en no desviarte de esta. De esta manera, será más probable que hagas elecciones de alimentos sabias y saludables.

Si tú comes mientras cocinas o preparas alimentos, trata de resistir la tentación. Si necesitas revisar el sabor, aprende solamente a probar y no comer grandes muestras de lo que estas preparando.

Deja suficiente tiempo para preparar las comidas y colaciones saludables. Usa tu plan de menú como plano para preparar comidas y colaciones saludables. Ten en mente que dicho plano no está escrito en piedra. Sé flexible. Para todos habrá circunstancias inesperadas que pueden interferir con tus planes.

Planea por adelantado tener a la mano alimentos y bebidas saludables que pueden ser preparados fácilmente cuando el tiempo es limitado.

El mejor enfoque es mantener las comidas y las colaciones simples. Usa salsas pesadas y aderezos ocasionalmente. Para tus comidas, considera cuatro artículos: (1) alimentos con proteína (carne y lácteos); (2) vegetales, incluyendo los que tienen almidón (como papas y vegetales llenos de color); (3) pan y otros granos (especialmente integrales pan, bollos, etc.); y (4) una pequeña cantidad de grasa (margarina, crema agría, etc.). También fruta y ensaladas de fruta dan como resultado un postre o colación maravillosos. Adicionalmente, cuando planees platillos favoritos como pastel de carne y guisados preparados en el horno, chile, sopas o guisos preparados en olla de barro; haz el doble de lo indicado en la receta para que puedas congelar la mitad del platillo y tener una reserva para servir en otro momento. Cuando estés preparando algunas recetas, quizá desees cambiar el azúcar con sustitutos del azúcar.

Es mejor preparar tus platillos favoritos, como guisados, desde cero, usando ingredientes que tienen bajo contenido de grasa, azúcar y sodio. Esto puede aplicar para otras recetas también.

Recuerda – tanto como sea posible, haz que las comidas sean comidas familiares. Haz un esfuerzo mayor para lograr que todos los miembros de la familia coman juntos al menos cinco días a la semana.

Creando tu lista de compras.

Basado en tu plan de menú, el siguiente paso es hacer una lista de compras. No olvides incluir los ingredientes que serán necesarios para viejas y nuevas recetas que están en tu menú. Incluye tu lista detrás de cada menú al que corresponda en tu cuaderno. Dichas listas de compras reducirán las compras por impulso que generalmente resultan en la compra de alimentos y bebidas no saludables.

También, cada semana intenta cortar cupones de los periódicos locales y guarda los volantes de las tiendas, tomando ventaja de las gangas de la tienda. Otro recurso es buscar en internet por nombre de producto o compañía para revisar los cupones disponibles.

Ideas Generales de Menú y su Respectiva Lista de Compras

Lun	Mar	Mié	Jue	Vie	Sáb	Dom
Desayuno	**Desayuno**	**Desayuno**	**Desayuno**	**Desayuno**	**Desayuno**	**Desayuno**
Cereal*	Bagel*	Cereal*	Pan Tostado*	Cereal*	Bagel*	Waffle*
Leche*	Yogurt*	Leche*	Jamón	Leche*	Yogurt*	Jarabe/miel
Plátano*	Durazno*	Plátano*	Margarina	Plátano*	Durazno*	Melón
Café	Café	Café	Café	Café	Café	Leche
Comida	**Comida**	**Comida**	**Comida**	**Comida**	**Comida**	**Comida**
Pavo	Atún	Jamón	Queso*	Atún	Pavo	Jamón
Pan**	Pan**	Pan**	Galletas saladas*	Pan**	Pan**	Pan**
Lechuga*	Apio*	Zanahorias*	Lechuga*	Zanahoria*	Lechuga*	Zanahorias*
Tomate*	Zanahorias*	Margarina	Tomate*	Aceitunas	Tomate*	Mostaza
Ranch	Mayonesa	Peras*	Ranch	Mayonesa	Ranch	Peras*
Jugo*	Jugo*	Jugo*	Jugo*	Jugo*	Jugo*	Jugo*
Cena	**Cena**	**Cena**	**Cena**	**Cena**	**Cena**	**Cena**
Chili frijol	Mac/queso*	Tacos	Costillas de puerco	Pescado	Hamburguesa	Pollo
Galleta Salada	Lechuga*	Totopos	Papa*	Elote*	Bollo*	Arroz salvaje*
Zanahoria*	Tomate*	Salsa	Bollo*	Ejotes*	Catsup	Brócoli*
Margarina	Francés	Apio*	Espinacas*	Margarina	Chícharos*	Margarina
Leche*	Leche	Leche*	Leche*	Leche*	Leche*	Leche*
Colación	**Colación**	**Colación**	**Colación**	**Colación**	**Colación**	**Colación**
Manzana*	Sorbete	Uvas*	Fruta/ensalada	Manzana*	Uvas*	Palomitas

También, anota los ingredientes de tus recetas favoritas y las elecciones planeadas de los establecimientos de comida rápida y restaurantes que visitarás:

1. Para macarrones con queso, usa leche 1 por ciento, queso americano (bajo en grasa), y macarrones.

2. Para el Chili frijol, usa frijoles molidos, cebolla, chile en polvo y jugo de tomate bajo en sodio.

3. Para la ensalada de frutas, usa cerezas libres de azúcar de Jell-O con plátano y crema batida light.

4. Para comida rápida, come tacos.

Para las ideas del menú anterior, usa lo siguiente:

1. Para los lácteos, usa leche 1 por ciento y yogurt libre de grasa.

2. Para carne y sustitutos, usa los siguientes:

    A. pechuga de pollo deshuesada y sin piel, chuletas de puerco y filete de pescado

    B. carnes para sándwich bajas en grasa (jamón de pavo) y queso (bajo en grasa)

    C. atún en agua

    D. frijoles

3. Frutas:

    A. manzanas, plátano, melón, uvas y duraznos

    B. peras en conserva

    C. jugo de naranja fortificado con calcio

4. Granos:

    A. pan (integral), bagel integral de centeno y rollos de trigo integral

    B. granos y cereales- trigo triturado, salvado, arroz salvaje y macarrones

C. snacks o colaciones y galletas- galletas integrales, totopos (horneados) y palomitas bajas en grasa

D. vegetales almidonados- elote, chicharos y papa

5. Vegetales:

   A. para cocinar- brócoli, ejotes, espinacas y tomate

   B. crudo- zanahorias, apio, lechuga, tomate y cebolla

6. Grasas:

   A. aceitunas

   B. margarina baja en grasa (30 a 50 porciento de aceite vegetal)

   C. mayonesa baja en grasa y aderezos para ensaladas bajos en grasa (ranch y francés)

7. Postre- sorbete

8. Otras comidas:

   A. bebidas- café y soda o refrescos sin azúcar (ocasionalmente)

   B. grasas- queso crema bajo en grasa (para bagels), crema batida baja en grasa y aceite en aerosol antiadherente.

   C. artículos light o libres de azúcar – jamón light, jarabes libres de azúcar, Jell-O de cereza libre de azúcar, chicle libre de azúcar y endulzantes.

   D. sazonador- chile en polvo

   E. otros- rodajas de encurtidos, pan con mantequilla, cátsup y salsa

9. Alimentos congelados y entradas- 8 a 11 onzas de alimentos o entradas (<350 calorías).

La Importancia de Monitorear Tu Ingesta Dietética y Pérdida de Peso

El alcance y la consistencia del autocontrol de la ingesta dietética (o registro) influyen en gran manera en la cantidad de peso perdido. Un ¨Registro de Seguimiento Semanal de Grupos de Alimentos¨ ha sido incluido en la siguiente página para que puedas marcar los alimentos y bebidas conforme son consumidas a lo largo del día. Esta es una forma simple y práctica de monitorear el número de grupos de alimentos. Este registro es particularmente útil para aquellos individuos que sus patrones de comidas y snacks son muy diferentes al patrón de muestra.

Además, es importante monitorear tu pérdida de peso para determinar la efectividad de tu plan de pérdida de peso. Recomiendo que mantengas un registro de peso diario (la fecha y el peso) además de registrarlo por una semana.

Para este propósito, puedes llevar un registro semanal de pérdida de peso, ve ¨Revisión Semanal de Peso¨. Anota en un cuaderno tu registro dietético semanal y tu peso diario así como la ¨Revisión Semanal de Peso¨.

Registro de Seguimiento Semanal de Grupos de Alimentos

Instrucciones: Registra el número de grupos de alimentos dados en tu plan específico de pérdida de peso. Después, usa una cuenta o marca X para cada grupo que consumiste durante el día. En una libreta, ten copias de este registro. Esto también aplica para el registro diario de peso y el formato de la revisión semanal de peso que será descrito en corto. Para las frutas y verduras ricas en vitamina C, marca con color o crayola anaranjada, vitamina A en verde y alimentos integrales en café. Coloca un X verde a los días que seguiste tu plan de pérdida de peso.

Lista	Número	L	Ma	Mi	J	V	S	D
Leche o yogurt								
Carne/ otro								
Fruta								
Vegetales								
Granos								
Grasa								

Revisión Semanal de Peso

Instrucciones: Mantén un registro diario de tu peso (fecha y peso). Incluye este registro continuo de peso y la revisión semanal en conjunto con tu registro dietético.

Semana	Peso	Semana	Peso
1		13	
2		14	
3		15	
4		16	
5		17	
6		18	
7		19	
8		20	
9		21	
10		22	
11		23	
12		24	

Estableciendo Recompensas

Recuerda que los alimentos no deben catalogarse como bueno o malos o como soborno o recompensa. Por otro lado, recuerda que todo tipo de alimentos pueden incluirse en una dieta balanceada, cuando son consumidos sabiamente. Alimentos y bebidas altas en calorías pueden agregarle variedad, placer y ser un incentivo para continuar tus esfuerzos en la dieta. Sin embargo, el mejor enfoque en términos de recompensa es pensar en opciones que no sean comida. Intenta una o más de las siguientes sugerencias o explora las propias:

- Compra un artículo favorito por cada cinco libras perdidas, como tu revista favorita o un artículo de maquillaje.

- Asiste a un evento especial por cada cinco libras perdidas, como un concierto o actividad deportiva.

- Inicia un nuevo proyecto por cada cinco libras perdidas, como una manualidad o algo de jardinería.

Una recompensa definitiva es un cambio notorio en tu circunferencia de cintura al notar la diferencia de medida entre las cinturillas de tus pantalones de antes y después. También recuerda tus tres fotografías diferentes tomas al inicio, a los tres meses y a los seis meses si es que decidiste incluirlas. Ser testigo visual de la eliminación de esas libras no deseadas a través de estas capturas a lo largo del tiempo puede darte un gran impulso en la autoconfianza así como también en tu salud.

Imagen de mujer mostrando la diferencia entre la cinturilla de sus dos pantalones, antes y después de hacer dieta

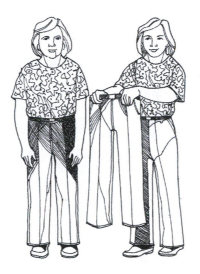

Reúne a Tus Tropas de Apoyo

En tus reuniones, tu pareja o equipo de apoyo y tú pueden desear realizar lo siguiente:

- Comparte tu información del registro diario y la revisión semanal de peso.

- Busquen juntos en el internet tus comidas rápidas favoritas así como las calorías de tus comidas y bebidas altas en calorías favoritas y escoge un reemplazo saludable y sus calorías.

NOTA FINAL

1   National Institutes of Health, National Heart, Lung, and Blood Institute, U.S. Department of Health and Human Services, and North American Associates for the Study of Obesity. The Practical Guide Identification, Evaluation, and Treatment of Overweight and Obesity in Adults. Bethesda, MD: NIH Publication Number 02-4084,2002

CAPÍTULO
9

Planeando Tu Programa de Actividad Física

Previamente, aprendiste que la ingesta calórica (calorías dentro) es sólo una parte de la ecuación del balance energético. La segunda parte de esta ecuación es el gasto de energía (calorías fuera)- eso es, la energía requerida para los procesos corporales para sostener la vida (tasa metabólica) y la energía requerida para la actividad física. El noveno paso en tu camino a una mejor salud y aptitud física es desarrollar un plan personal de actividad física para convertir en una práctica de por vida la realización de actividad física de manera regular.

Los Beneficios de la Actividad Física Regular

El enfoque utilizando ambos, es decir, la actividad física regular y un plan nutricionalmente balanceado para perder peso son los medios más efectivos para reducir y mantener peso. A través de la realización regular de actividad física, existe un número significativo de beneficios a la salud que pueden adquirirse. Es importante resaltar que muchos de estos significativos beneficios a la salud pueden obtenerse a través del ejercicio con o sin pérdida de peso.

Reducción de Peso y Mantenimiento

La actividad física regular puede:

- incrementar el gasto calórico, absorbiendo las calorías en exceso que serían utilizadas para producir el exceso de grasa, ambas total y en la cintura, reduciendo tu riesgo de enfermedades del corazón, tensión arterial elevada e infarto;

- minimizar la pérdida de músculo (o masa corporal magra) durante la pérdida de peso, lo que es benéfico porque la masa corporal magra tiene una requerimientos energe'ticos mayor, quemando más calorías que otros tejidos corporales;

- incluir actividades de fortalecimiento que involucra ejercicios de resistencia que pueden construir masa corporal magra; y

- ser un factor importante en el mantenimiento de la pérdida de peso.

Salud de los Pulmones y el Corazón

La actividad física regular puede:

- mantener a tu corazón saludable porque mejora tu presión sanguínea y los niveles sanguíneos de colesterol;

- fortalecer el corazón disminuyendo el riesgo de ataques cardíacos posteriores; y

- promover la salud pulmonar al fortalecer tus músculos pulmonares.

Niveles de Glucosa Sanguíneos Normales

La actividad física regular puede promover los niveles normales de glucosa en sangre y reducir el riesgo de diabetes tipo 2.

Salud de los Músculos, Huesos y Articulaciones

La actividad física regular puede promover músculos saludables en términos de fuerza, tono, flexibilidad y aguante así como en el balance y la coordinación. También puede ser beneficioso para las articulaciones en términos de fuerza, estabilidad y flexibilidad. Al hacer esto, esta estabilización puede reducir el dolor articular, la discapacidad y la necesidad de medicamento. Esto también puede aplicar a la reducción de la cirugía de rodilla. Incluye actividades de fortalecimiento que involucren ejercicios de carga de peso que pueden promover la formación de hueso, reduciendo el riesgo de osteoporosis (una enfermedad caracterizada por la pérdida de la masa ósea).

Reducción de Cáncer

La actividad física regular puede:

- reducir el riesgo de cáncer de pecho y próstata, muy probablemente debido a su efecto sobre los niveles hormonales y

- reducir el riesgo de cáncer de colon porque estimula el paso rápido de las heces (popó), que comúnmente llevan cancerígenos potenciales, a través del tracto intestinal.

Salud Mental

La actividad física regular puede:

- mantenerte saludable mentalmente al reducir el estrés, ansiedad y depresión; estados que podrían agravar condiciones como enfermedades del corazón, presión arterial alta, diabetes, artritis o problemas respiratorios;

- ayudar a volverte más responsable en términos de ser más activo físicamente, mejorando tu autoestima a través del aumento de la autodisciplina, confianza y respeto; y

- promover el sueño reparador que puede proveerte la energía necesaria para las actividades que deseas y para las actividades que puedes disfrutar con tu familia

Consejo Médico

Es muy recomendable que consultes a tu médico ya sea por teléfono o visitándolo antes de iniciar un programa de actividad física que incluye actividades de intensidad moderada así como estiramientos y actividades de fortalecimiento.

Con base en tu historial médico, solicita a tu médico que te recomiende uno de los cuatro tipos de programas de actividad física y que comente qué recomendaciones específicas o referencias aconsejaría:

1. Actividad física sin restricción: Puedes realizar cualquier actividad siempre y cuando inicies despacio y vayas aumentando gradualmente. Comenta con tu médico las actividades que estás interesado en realizar y los tipos de comunidades o programas médicos podrían estar disponibles para ti.

2. Actividad física prescrita

3. Un programa de actividad física medicamente diseñado bajo la supervisión de un profesional entrenado, por ejemplo un terapeuta físico

4. No puedes realizar actividad física

Por favor nota lo siguiente:

1. Estas recomendaciones deben revisarse cada seis meses.

2. Si tu estado de salud cambia en seis meses, notifica a tu médico ya que estas recomendaciones deben ser evaluadas.

También es importante notar que sin importar el tipo de programa de actividad física en el que participes, debes dejar de hacer ejercicio si experimentas cualquiera de estos síntomas: dificultad para respirar, mareos, debilidad, náuseas o dolor en el pecho. Si cualquiera de estos síntomas persiste, llama a tu médico inmediatamente.

Actividades Adicionales

El propósito de estas actividades relacionadas a las rutinas diarias es mantenerte en movimiento todos los días. Para que sea un estilo de vida, dichas actividades comunes incluye:

- estacionarse a una distancia lejana de las entradas y bajarse del transporte público dos cuadras antes del lugar de destino deseado;

- usar las escaleras en lugar del elevador o escaleras eléctricas; y

- caminar y empujar el carrito alrededor de pasillos perimetrales y pasillos interiores de las tiendas.

Actividades de Intensidad Moderada

Actividades de intensidad moderada puede incluir las siguientes:

1. caminar rápido por treinta minutos

2. ciclismo rápido por treinta minutos

3. natación rápida por treinta minutos

4. cualquier trabajo de jardinería, labores de la casa o deportes que involucren movimientos continuos y rápidos por lo menos cuarenta y cinco minutos

Compartir la realización de actividad física con otras te ayuda a mantener esta práctica saludable.

Actividades de Estiramiento

Actividades de estiramiento incluye estiramientos simples, doblar y estirarse para ayudar a reducir la rigidez muscular y a mantener las articulaciones móviles. Esfuérzate por realizar un estiramiento lento y suave, evitando movimientos irregulares o desiguales.

Las siguientes actividades de estiramiento, podrán realizarse mientras estés de pie o sentado y mientras estés en casa o en el trabajo. Revisa los estiramientos para brazos descritos en ¨Técnicas de Relajación Física¨ (capítulo 4). Empezando con tus manos encima de tu cabeza, inclínate para tocar los dedos de tus pies. Comenzando con tus pies en el piso, eleva la pierna hasta que este paralela con la silla o el piso e iniciando con tus pies en el piso, eleva cada pierna hacia tu pecho. También trata de hacer saltos de tijera, empezando con tus pies juntos y luego brinca y sepáralos al mismo tiempo eleva tus manos sobre tu cabeza para aplaudir. Para estas actividades de estiramiento, inicia con cinco estiramientos y ve incrementando gradualmente a veinticinco o treinta estiramientos.

Además, las actividades de estiramiento podrían incluir la mayoría del trabajo de jardinería, labores del hogar y deportes que involucren estiramientos o inclinaciones. También podría incluir yoga. Podrías realizar de tres a cinco minutos de actividades de estiramiento como medidas de calentamiento y enfriamiento antes de realizar actividades de moderada intensidad.

Actividades para Fortalecimiento

Las actividades para fortalecimiento hacen que los músculos, articulaciones y huesos se fortalezcan. Dichas actividades requieren ejercicios de resistencia como carga de peso. Dos actividades para fortalecimientos muy comunes son las siguientes:

1. Levantamiento de pesas usando pesas graduadas

2. Si realizas lagartijas en el piso, puedes utilizar la punta de los pies o las rodillas. Alternativamente, de frente a un escritorio, silla o pared mantente de pie derecho con tus pies juntos y coloca los brazos separados en la pared (de lo estrecho a lo más ancho) y mueve tu cabeza hacia el escritorio, silla o pared flexionando tus brazos.

Otros ejemplos pueden incluir trabajo duro en el jardín que requiere el levantamiento de objetos pesados o las tareas diarias que requieren que se carguen artículos pesados.

Puntos Prácticos

Para actividades de intensidad moderada, recuerda usar calzado deportivo cómodo con buena amortiguación y soporte. Usa ropa cómoda (shorts, pantalones cortos, sudaderas, etc.) que se adapte a la actividad y al clima. Usa equipo de protección cuando sea necesario, como rodilleras o coderas. Estas recomendaciones de vestimenta y equipo son aplicables para ambas actividades tanto de estiramiento como de fortalecimiento.

- Elige las actividades que disfrutas y funcionan para ti.

- Para prevenir aburrimiento, explora una variedad de actividades, rutinas, lugares y demás. También, de forma periódica agrega nuevas actividades.

Estableciendo Metas Realistas

Recuerda que la actividad física debe basarse en un plan de actividad personalizado- eso significa, basado en necesidades y preferencias personales. Eso incluye las actividades de estiramiento y fortalecimiento así como las actividades de moderada intensidad.

Cuando planees un programa de acondicionamiento físico, establece metas que sean alcanzables y sostenibles. Si has estado inactivo, empieza con las actividades menos demandantes, como caminata o nado ligero y gradualmente ve agregando actividades de moderada intensidad.

Para asistirte en la creación y apego a tu plan, detente en este punto y piensa cuidadosamente en el tipo de actividades que quieres incluir y la cantidad de tiempo para cada actividad. Para ayudarte con tus esfuerzos de planeación, revisa ¨Compromisos para Mejorar Mi Aptitud Física¨ en las páginas siguientes. También, escribe tus respuestas en cada sección de tu cuaderno de trabajo en el apéndice. A continuación, un ejemplo que incluye a un profesor que tiene treinta y cuatro años de edad, está casado, tiene dos hijos y enseña química en la preparatoria local. El planea hacer lo siguiente:

- actividades de fortalecimiento y actividades de intensidad moderada como caminata y ciclismo rápido en su vecindario temprano durante la mañana

- ejercicios de estiramiento en su cuarto familiar y nado en la piscina al aire libre después de la escuela

- ejercicios de levantamiento de peso y lagartijas en su cuarto familiar por las tardes

- tareas de la casa y el jardín los sábados

El propósito básico es reemplazar los periodos prolongados de actividades sedentarias con actividades más activas. En tu cuaderno de trabajo, puedes seguir el formato de compromiso creado para este ejemplo, para desarrollar tu plan de actividad personal. Revisa "Compromisos para Mejorar Mi Aptitud Física".

Compromisos para Mejorar Mi Aptitud Física

Sección 1

En esta sección, enlista las tres razones principales por las que quieres mejorar tu nivel de aptitud física.

A._____

B._____

C._____

El ejemplo del profesor:

A. Para ayudarme a perder peso.

B. Para ayudarme a reducir mi presión sanguínea.

C. Para reducir mis niveles de colesterol total LDL y aumentar mis niveles de HDL.

Sección 2

En esta sección, enlista una o más de las barreras potenciales que podrían bloquear el mejoramiento de tu aptitud física y provee una solución que te ayudará a vencer cada barrera.

A._____

B._____

C._____

El ejemplo del profesor:

A. Falta de tiempo: Planear por adelantado, programar el tiempo y apegarme a ello.

B. Falta de motivación: Recordar los beneficios significativos para la salud del incremento de actividad. Incluir en mis actividades a mi esposa, hijos o mascota.

C. Tengo un estilo de vida ocupado debido a que tengo una familia numerosa y compromisos laborales. Me esforzaré por simplificar y organizar mejor mí tiempo al establecer prioridades.

Sección 3

En esta sección, escribe las metas de actividad física que te gustaría lograr por cada periodo de tiempo.

1. Primer y segundo mes: _____

2. Tercer y cuarto mes: _____

3. Quinto y sexto mes: _____

El ejemplo del profesor, primer y segundo mes:

A. Caminata o ciclismo rápido por lo menos treinta minutos, cinco días a la semana y tareas de la casa o el jardín por lo menos cuarenta y cinco minutos, un día a la semana

B. Ejercicios de estiramiento simples o natación durante diez minutos al menos dos días a la semana

C. Levantamiento de peso y lagartijas durante diez minutos al menos dos días a la semana

El ejemplo del profesor, tercer y cuarto mes:

A. Caminata o ciclismo rápido por lo menos cuarenta y cinco minutos, seis días a la semana y tareas de la casa o el jardín por lo menos cuarenta y cinco minutos, un día a la semana

B. Ejercicios de estiramiento simples o natación durante quince minutos al menos dos días a la semana

C. Levantamiento de peso y lagartijas durante quince minutos al menos dos días a la semana

El ejemplo del profesor, quinto y sexto mes:

A. Caminata o ciclismo rápido por lo menos sesenta minutos, seis días a la semana y tareas de la casa o el jardín por lo menos cuarenta y cinco minutos, un día a la semana

B. Ejercicios de estiramiento simples o natación durante veinte minutos al menos dos días a la semana

C. Levantamiento de peso y lagartijas durante veinte minutos al menos dos días a la semana

Registrando el Progreso de Tu Aptitud Física

Ahora, permítenos considerar como puedes registrar la cantidad de cada actividad física que has realizado.

Llevando un Registro de Actividades

La manera más simple de registrar en tu cuaderno de trabajo la cantidad de actividades es con un registro semanal. De este registro semanal, podrás observar tu patrón de actividad así como identificar cualquier área problemática como periodos largos de inactividad.

Serás capaz de responder preguntas importantes como: ¿Cuánto tiempo pasas en actividades sedentarias versus actividades de intensidad moderada? ¿Qué tan activo estas entre semana versus fines de semana (o los días de trabajo versus los días de descanso)? ¿Qué actividades te gustaría incrementar y disminuir, de acuerdo al consejo de tu médico? Para un ejemplo de este registro revisa ¨El Registro Semanal de Actividad Física del Profesor.¨

El Registro Semanal de Actividad Física del Profesor

Sexto Mes: 1-7, Junio 2018
Lunes
Caminata rápida, sesenta minutos
Actividades de estiramiento, veinte minutos

Martes
Ciclismo rápido, sesenta minutos
Levantamiento de peso/lagartijas (fortalecimiento), veinte minutos

Miércoles
Caminata rápida, sesenta minutos
Nado (estiramiento), veinte minutos

Jueves
Ciclismo rápido, sesenta minutos
Levantamiento de peso/lagartijas (fortalecimiento), veinte minutos

Viernes
Caminata rápida, sesenta minutos

Sábado
Ciclismo rápido, sesenta minutos
Trabajo de jardinería, cuarenta y cinco minutos

Domingo
Ciclismo rápido, sesenta minutos

Resumen: Caminata o ciclismo rápido por sesenta minutos por siete días, ejercicios de estiramientos o nado durante veinte minutos por dos días; levantamiento de peso/lagartijas (fortalecimiento) durante veinte minutos por dos días; y tareas de la casa y el jardín durante cuarenta y cinco minutos un día a la semana.

Monitoreando Tu Experiencia al Caminar

Como una alternativa de registro de tus actividades de caminata en minutos, puedes determinar el número de pasos que has dado. Usa un podómetro (o un rastreador de actividad). Consejos prácticos acerca de los podómetros a continuación:

- Incrementa gradualmente tus pasos a doscientos pasos cada semana o la cantidad con la que te sientas cómodo hasta que alcances al menos dos mil pasos en treinta minutos.

- Mantén un registro diario de tus actividades (día y número de pasos).

- Así como con otro equipo de acondicionamiento físico, es mejor investigar en sitios de internet porque tienen una amplio rango de opciones y precios de podómetros (o rastreadores de actividad).

Recompensando Tus Esfuerzos en la Actividad Física

Durante este periodo inicial de seis meses de tu plan de acondicionamiento físico, recuerda recompensarte periódicamente conforme vas progresando en lograr tus metas de aptitud física. Revisa la información acerca de recompensas en el capítulo 8.

Haciendo del Ejercicio un Asunto de Familia

Si te vuelves activo, tus hijos también lo harán. En conjunto con los miembros de tu familia planeen una actividad centrada en la familia al menos una o dos veces al mes (o tan frecuentemente como sea posible), como caminar juntos, andar en bicicleta, senderismo o nadar.

Las actividades centradas en la familia promueven la salud además de ayudar a los miembros de la familia a comunicarse unos con otros.

Reúne a Tus Tropas de Apoyo

En tus reuniones, comparte tu plan de acondicionamiento físico con tu pareja o equipo de apoyo:

- Alista la ayuda de otros individuos de apoyo al hacer un programa de actividad física familiar o al invitar a amigos, vecinos o compañeros del trabajo a participar en las actividades.

- Estar con una persona o grupo de apoyo es muy importante en el mantenimiento de la caminata como un ejercicio regular.

- Quizá también quieras compartir tus ideas acerca de mantener un registro de tu actividad física.

CAPÍTULO
10 Mantenimiento de Peso

El mantenimiento de peso ocurre cuando existe un balance entre tu consumo de energía (calorías dentro) y tu gasto de energía (calorías fuera). Además de utilizar chequeos semanales para rastrear la pérdida de peso, dichos chequeos semanales pueden ayudarte a mantener el peso al disminuir la ingesta o al aumentar el nivel de actividad cuando una ganancia de peso ligera es observada.

¿Por qué es importante el mantenimiento de peso? El ciclo de peso y la dieta yo-yo son términos que se refieren a episodios repetitivos de pérdida y ganancia de peso. Dichos episodios de pérdida y ganancia de peso no solo causan estrés emocional y continuo desaliento sino que también pueden ser físicamente dañinos. Los cambios positivos en tu peso, salud (mental y física), dieta, prácticas alimentarias y actividad física pueden ser una recompensa poderosa para la pérdida de esas libras insalubres así como para mantenerlas lejos y lo más importante de todo, alcanzar una mejor calidad de vida.

Es difícil perder peso, pero la tarea más retadora es mantener esta pérdida de peso. Es muy importante continuar la práctica de estas conductas saludables que has aprendido, mientras haces guardia en contra de aquellas viejas conductas no saludables. El propósito de este capítulo es proveerte consejos prácticos que te ayudarán a retener el peso que has perdido.

El décimo paso en en tu camino a una mejor salud y aptitud física es hacer un recuento de tus mejoras durante la pérdida de peso y seleccionar un plan para el mantenimiento de peso así como hacer compromisos (o metas) para lograr un mejoramiento adicional.

Resumen de los Beneficios de Tus Esfuerzos para Perder Peso

El propósito de esta guía es proveerte las herramientas de evaluación y el consejo profesional para promover una pérdida de peso pequeña y gradual, incrementar los cambios en las prácticas del estilo de vida que se requieren para mantener esta pérdida de peso a lo largo del tiempo. Las dietas rápidas y populares fallan en promover un cambio permanente en las conductas del estilo de vida. A lo largo de los seis meses pasados, has trabajado duro para lograr tus compromisos para mejorar tu peso, salud, ingesta dietética, prácticas alimentarias y niveles de actividad física. Adicionalmente, te has esforzado por reducir la cantidad de estrés en tu vida y mejorar tu bienestar psicológico para la realización de dichos compromisos. Ahora toma algunos minutos para estudiar el siguiente diagrama esquemático simplificado que resume estos esfuerzos. Este diagrama muestra cómo el la superación personal a través de cambios para un estilo de vida positivo puede resultar en una mejor salud. Hay que resaltar la naturaleza reforzadora de estos cambios positivos.

Cambios Positivos en el Estilo de Vida para una Mejor Salud

Si reduces tu nivel de estrés y haces cambios positivos en los factores psicológicos (como la imagen corporal), incluyendo la mejoría en la ingesta dietética, prácticas alimentarias y actividad física, mejor IMC, circunferencia de cintura y peso, mejora en los parámetros metabólicos (como presión sanguínea), y reducción del riesgo de enfermedades crónicas, todas estas mejoras desde la ingesta dietética hasta reducción del riesgo de enfermedad refuerza la reducción en tu nivel de estrés y los factores psicológicos positivos.

Evaluando Tus Esfuerzos para Perder Peso

Para esta evaluación, regresa a tu cuaderno de trabajo en el apéndice y provee la información para los capítulos 1-4 y 6-7 para seis meses. Para determinar las mejoras, compara tus resultados al inicio de tus esfuerzos para perder peso con aquellos a los seis meses. Conforme leas las siguientes preguntas en cada capítulo, escribe tu respuesta en tu cuaderno de trabajo. Circula en verde aquellas prácticas que no requieren mejora; en amarillo, aquellas en las que se han realizado algunas mejoras y en rojo aquellas prácticas en las que no hubo mejora.

Capítulo 1: Mejorar mi peso.

- ¿Cuánto peso perdiste? _____kilos.

- ¿Cuánto disminuyó tu IMC? De_____ a _____.

- ¿Mejoro tu estatus de peso e IMC? Estatus inicial _____ a estatus a los seis meses _____.

- ¿Cuánto se redujo tu circunferencia de cintura? _____ centímetros.

- ¿Cambio tu circunferencia de cintura de alto riesgo a bajo riesgo de enfermedad? Sí o no.

Capítulo 2: Mejorar mi salud.

¿Mejoraste los siguientes?

- Presión sanguínea: Alguna disminución o de anormal a límite o de límite a normal o de anormal a normal o no hubo mejora.

- Niveles de glucosa en sangre: Alguna disminución o de anormal a límite o de límite a normal o de anormal a normal o no hubo mejora.

- Niveles de c-LDL: Alguna disminución o de anormal a límite o de límite a normal o de anormal a normal o no hubo mejora.

- Niveles de c-HDL: Algún incremento de anormal a normal o sin mejora.

- Niveles de triglicéridos: Alguna disminución o de anormal a límite o de límite a normal o de anormal a normal o no hubo mejora.

Capítulo 3: Prepararme mentalmente.

¿Mejoraste los siguientes?

- Clasificación de auto concepto: 1 a 2, 2 a 3, 3 a 4, 4 a 5 o 5 a 6 u otro (3 a 5) o sin mejora

- Clasificación de imagen corporal: 1 a 2, 2 a 3, 3 a 4, 4 a 5 o 5 a 6 u otro (2 a 4) o sin mejora

- Clasificación de autoestima: 1 a 2, 2 a 3, 3 a 4, 4 a 5 o 5 a 6 u otro (2 a 4) o sin mejora

Capítulo 4: Reducir mi nivel de estrés.

- Basado en la escala de cinco puntos, ¿redujiste tu nivel de estrés? De 5 a 4, 4 a 3, 3 a 2, 2 a 1, u otro (4 a 2) o no hubo mejora.

Capítulo 5: Aprender acerca de información nutricional básica y etiquetado nutricional

- ¿Encontraste algún cereal que tuviera alto contenido de hierro y fibra, te gustó y lo compraste? Sí o no.

- ¿Encontraste algún producto de grano entero que tuviera un alto contenido de fibra, te gustó y lo compraste? Sí o no.

- ¿Encontraste algún producto libre o bajo en grasa que te gustó y lo compraste? Sí o no.

Capítulo 6: Mejorar mi ingesta dietética.

En una semana típica, ¿cuántos días alcanzaste las recomendaciones? Revisa "Registro de Seguimiento Semanal de Grupos de Alimentos."

- Por lo menos tres porciones de una fuente rica en calcio al día: 0 a 1, 1 a 2, 2 a 3, 3 a 4, 4 a 5, 5 a 6, 6 a 7 días u otro (4 a 6) o sin mejora.

- Por lo menos cinco porciones de frutas y vegetales al día: 0 a 1, 1 a 2, 2 a 3, 3 a 4, 4 a 5, 5 a 6, 6 a 7 días u otro (2 a 4) o sin mejora.

- Entre las cinco porciones, al menos una porción de una fruta o vegetal rico en vitamina A al día (mínimo tres días): 0 a 1, 1 a 2, 2 a 3, 3 a 4, 4 a 5, 5 a 6, 6 a 7 días u otro (1 a 3) o sin mejora.

- Entre las cinco porciones, al menos una porción de una fruta o vegetal rico en vitamina C al día: 0 a 1, 1 a 2, 2 a 3, 3 a 4, 4 a 5, 5 a 6, 6 a 7 días u otro (5 a 7) o sin mejora.

- Por lo menos tres porciones de productos de grano entero al día: 0 a 1, 1 a 2, 2 a 3, 3 a 4, 4 a 5, 5 a 6, 6 a 7 días u otro (3 a 5) o sin mejora.

- No más de una bebida alcohólica al día para hombres y mujeres. De más de una bebida al día a una al día o sin mejoras. 0 a 1, 1 a 2, 2 a 3, 3 a 4, 4 a 5, 5 a 6, 6 a 7 días u otro (2 a 4) o sin mejora.

Capítulo 7: Mejorar mi prácticas alimentarias.

Escribe tus porcentajes para cada una de las siguientes prácticas alimentarias al inicio de tus esfuerzos para perder peso. ¿Al menos para el 90 por ciento de tus comidas y colaciones o snacks a la semana, alcanzaste estas recomendaciones? Escribe sí o no. Después escribe tu porcentaje a los seis meses.

- Consumir comidas y colaciones o snacks regularmente: Porcentaje = () sí o no a porcentaje = () a los seis meses, sí o no o sin mejora.

- Respondes a tus sensaciones de estar hambriento o estar lleno para empezar y dejar de comer: Porcentaje = () sí o no a porcentaje = () a los seis meses, sí o no o sin mejora.

- Consumes las porciones recomendadas: Porcentaje = () si o no a porcentaje = () a los seis meses, sí o no o sin mejora.

¿Cuántos días a la semana alcanzaste la recomendación?

- Tener comidas familiares: 0 a1, 1 a 2, 2 a 3, 3 a 4 o 5 o más días a la semana u otro (2 a 4) o sin mejora.

- Disminuir tu ritmo al comer para que las comidas principales cada día duren entre veinte a treinta minutos: 0 a1, 1 a 2, 2 a 3, 3 a 4, 4 a 5, 5 a 6 o 7 días u otro (4 a 6) o sin mejora.

- Un alimento alto en calorías en una comida o colación: 7 a 6, 6 a 5, 5 a 4, o 4 a 3 días, o menos a la semana u otro (6 a 4) o sin mejora. Si tienes dos o más porciones de dichos alimentos al día, estima el número de días que los consumes.

- Tomar una bebida con alto contenido calórico en una comida o colación al día: Más de una bebida al día a solamente una bebida al día o sin mejora. Si tienes dos o más porciones de una bebida alta en calorías al día, estima el número de días que los consumes. Alinea los días.

- Comer en otros cuartos que no son la cocina o el comedor mientras realizas otras actividades: 7 a 6, 6 a 5, 5 a 4, o 4 a 3 días, o menos u otro (7 a 5) o sin mejora. Si realizas esta práctica más de una vez al día, estima el número de días que lo haces. Alinea los días.

- Consumir una comida o colación en un restaurante o establecimiento de comida rápida: 7 a 6, 6 a 5, 5 a 4, o 4 a 3, o 2 días o menos a la semana u otro (5 a 3) o sin mejora. Si realizas esta práctica más de una vez al día, estima el número de días que o haces. Alinea los días.

- Consumo Excesivo de Alimentos por Cuestiones Emocionales: 7 a 6, 6 a 5, 5 a 4, 4 a 3, 3 a 2, 2 a 1, 1 a 0 días, u otro (4 a 2) o sin mejora. Si realizas esta práctica más de una vez al día, estima el número de días que o haces. Alinea los días.

Capítulo 8: Seguir mi plan de pérdida de peso.

- ¿Seguiste tu plan de pérdida de peso al menos el 90 por ciento del tiempo? Sí o no. Para determinar esto, revisa el "Registro de Seguimiento Semanal de Grupos de Alimentos" y divide el número de días que seguiste tu plan entre el número de días registrados y luego multiplica por 100. Tu porcentaje _____.

- ¿Seguiste tu plan de pérdida de peso al menos el 90 por ciento del tiempo en los días de fin de semana? Sí o no. Para determinar esto, revisa el "Registro de Seguimiento Semanal de Grupos de Alimentos" y divide el número de días del fin de semana que seguiste tu plan entre el número de días de fin de semana registrados y luego multiplica por 100. Tu porcentaje _____.

Capítulo 9: Seguir mi plan de actividad física.

- ¿Seguiste tu plan de actividad física al menos el 90 por ciento del tiempo? Sí o no. Para determinar esto, revisa tu registro de actividad física en tu cuaderno de trabajo. Divide el número de semanas que seguiste tu plan entre el número de registros semanales y multiplica por 100. Tu porcentaje _____.

Si has mejorado o mejorado parcialmente en algunas de las prácticas en la evaluación anterior, ¡felicidades! Si todos tus parámetros médicos están dentro del rango normal, como la presión sanguínea, esto es un hito en tu camino a una mejor salud y aptitud física.

Determinando Tu Plan de Mantenimiento de Peso

Para tu plan de mantenimiento de peso, inicia con la ingesta que determinaste gracias al registro de consumo de tres días, específicamente, el número de porciones de cada grupo de alimentos. Debido a que has bajado de peso, requieres menos calorías para mover tu cuerpo que es más ligero. Es por esto que deberás ajustar el número de porciones de los diferentes grupos de alimentos para disminuir tu ingesta de calorías. Si has perdido de veinte a veinticinco libras, disminuye de tu ingesta dos porciones del grupo de los granos y una porción del grupo de las grasas; de veintiséis a treinta libras, disminuye de tu ingesta dos porciones del grupo de los granos enteros y dos porciones del grupo de las grasas; de treinta y uno a treinta y cinco libras, disminuye de tu ingesta dos porciones del grupos de granos, dos porciones del grupo de las grasas y una onza de carne magra; de treinta y seis a cuarenta libras, disminuye de tu ingesta dos porciones del grupos de los granos, dos porciones del grupo de las grasas y dos onzas de carne magra; de cuarenta a cuarenta y cinco libras, disminuye de tu ingesta tres porciones del grupo de los granos, dos porciones del grupos de las grasas y una onza del grupo de carne magra; de cuarenta y seis a cincuenta libras, disminuye de tu ingesta tres porciones del grupos de los granos, dos porciones del grupo de las grasas y dos onzas del grupo de la carne magra. Este plan se convertirá en tu plan de mantenimiento de peso.

Es muy importante que continúes con tu plan de actividad física durante el mantenimiento de peso. Además de las recomendaciones de actividad física en el capítulo 8, trabaja duro para evitar largos periodos de inactividad- por ejemplo, trabajar en tu computadora o ver televisión por entretenimiento y hablar o textear en tu teléfono. ¡Mantente en movimiento!

Después de un periodo de mantenimiento de seis meses, si deseas continuar con la reducción de peso, sigue las recomendaciones para seleccionar un plan de pérdida de peso en el capítulo 8.

Quizá desees revisar los "Tamaños de Porción para los Planes de Pérdida de Peso", "Tips de Preparación y Selección", "Consideraciones Especiales", "Recomendación de Prácticas Alimentarias a Mejorar Mientras Reduces Tu Peso", "Actividad Física Recomendada Mientras Reduces Tu Peso", "Planeando Comidas y Colaciones Saludables" y "Estableciendo Recompensas" en el capítulo 8, ya que estos también aplican a tu plan de mantenimiento de peso. También, usa el formato del registro dietético y el formato de chequeo semanal de peso y mantén un registro de tu actividad física.

Haciendo Compromisos Relacionados a Prácticas Saludables para el Periodo de Mantenimiento de Peso y para el Futuro

Aconsejo lo siguiente con respecto a los compromisos que involucren las prácticas del estilo de vida. Dichas prácticas incluyen tu nivel de estrés, factores psicológicos, ingesta dietética, prácticas alimentarias y el nivel de actividad física:

- Continúa con aquellas prácticas (en un círculo en verde) que han alcanzado la recomendación ya que esa práctica no requiere mejoría.

- Enfócate en aquellas prácticas (en un círculo amarillo) que requieren mejora adicional y aquellas prácticas (en un círculo rojo) en las que no hubo mejora.

- Ya sea que hayas decidido continuar el mantenimiento de peso o reducir aún más tu peso, cada seis meses, haz el compromiso de mejorar una o dos de esas prácticas con un círculo amarillo o rojo para los meses uno y dos, tres y cuatro; y cinco y seis.

Reúne a Tus Tropas de Apoyo

En tus reuniones con tu equipo o pareja de apoyo, pueden compartir los resultados de tu evaluación y ayudarse mutuamente a través de una lluvia de ideas acerca de compromisos durante la etapa de mantenimiento de peso y para el futuro.

¡Buena suerte con tus esfuerzos de pérdida y mantenimiento de peso! Ten en mente que si necesitas interrumpir los esfuerzos de la pérdida o el mantenimiento de peso por cualquier razón, siempre puedes regresar a este libro y reiniciar tus esfuerzos.

Apéndice

Libro de Trabajo de Mi Progreso

Aconsejo que apliques los colores de las luces del semáforo, para identificar los cambios positivos observados en tus resultados de los diferentes capítulos haciendo lo siguiente: circula en verde aquellos resultados que no necesitan mejora; en amarillo aquellos resultados en los que se ha hecho alguna mejora; y aquellos en rojo que necesitan mejora. Este esquema de color es una forma rápida y colorida de mostrar tus cambios positivos.

Capítulo 1: Paso 1: Evaluar mi peso.

Para la siguiente información, ve el estatus de peso y la clasificación del riesgo de enfermedad de acuerdo a la circunferencia de cintura en el capítulo 1. Para el estatus de peso, en un círculo rojo (los tres tipos de obesidad), en amarillo (sobrepeso), y en verde (normal). Para el riesgo de enfermedad de acuerdo la circunferencia de cintura, en círculo rojo (elevado) y en círculo verde (bajo). Haz lo siguiente.

1. Escribe tu estatura.

2. Escribe la siguiente información relacionada al peso al inicio, a los tres meses, y a los seis meses durante tus esfuerzos para perder peso.

    A. Escribe tu peso (kilos o kg) (ej. 76)

    B. Tu IMC (estatus de peso) (ej. Veintiocho, sobrepeso)

    C. Tu circunferencia de cintura (centímetros) (riesgo de enfermedad) (ej. Treinta y seis, elevado)

Capítulo 2: Paso 2: Evaluar mi salud.

Parámetros Médicos

En círculo rojo (anormal), en amarillo (en el límite) (si es necesario), y en verde (normal):

1. Escribe tus lecturas de presión sanguínea (mm/hg) al inicio, a los tres meses y a los seis meses (ej. 142/94, anormal).

2. Escribe los siguientes factores de riesgo relacionados a la sangre al inicio, tres meses (si es necesario) y a los seis meses.

    A. Glucosa (mg/dl) (ej. 99, normal)

    B. B. Niveles de c-LDL (mg/dl)

    C. C. Niveles de c-HDL (mg/dl)

    D. D. Niveles de Triglicéridos (mg/dl)

Medicamentos

Escribe los medicamentos prescritos por tu médico, incluyendo el nombre, propósito y la dosis diaria total al inicio, a los tres meses y a los seis meses. Si hay cualquier incremento en la dosis, coloca un círculo rojo; si la dosis se mantiene igual, un círculo amarillo; y si hay disminución en las dosis, círculo verde.

Capítulo 3: Paso 3: Adoptar pensamientos positivos acerca de mí mismo y mi peso.

Registra lo siguiente al inicio de tus esfuerzos de la pérdida de peso y a los seis meses. Escribe lo siguiente:

1. Autoconcepto: Tus respuestas a las diez preguntas (sección 1), por ejemplo, amorosa, DA (De acuerdo). En círculo rojo, aquellas respuestas que están marcadas como DS (Desacuerdo); en amarillo

aquellas marcadas como IN (indeciso) y en verde aquellas marcadas como DA.

2. Imagen Corporal: Tus respuestas a las cinco preguntas (sección 2), por ejemplo, apariencia física, DA. En círculo rojo, aquellas respuestas que están marcadas como DA; en amarillo aquellas marcadas como IN (indeciso) y en verde aquellas marcadas como DS.

3. Autoestima: Tus respuestas a las cinco preguntas (sección 3), por ejemplo, auto aceptación, DA. En círculo rojo, aquellas respuestas que están marcadas como DS (Desacuerdo); en amarillo aquellas marcadas como IN (indeciso) y en verde aquellas marcadas como DA.

Registra lo siguiente al inicio de tus esfuerzos para perder peso y a los seis meses. Escribe tus clasificaciones de los tres conceptos basada en la escala de seis puntos. En círculo rojo aquellas clasificaciones de 1 o 2; en amarillo aquellas de 3 o 4 y en verde aquellas de 5 o 6:

A. Autoconcepto (ej. 4)

B. Imagen corporal (ej. 3)

C. Autoestima (ej. 3)

Capítulo 4: Paso 4: Reducir el estrés.

Registra lo siguiente al inicio de tus esfuerzos para perder peso y a los seis meses.

1. Escribe el resultado de tu nivel de estrés en la siguiente escala de cinco puntos: 1, ligeramente estresado; 2, algo estresado; 3, estresado lo necesario; 4, moderadamente estresado; y 5, muy estresado, al inicio de tus esfuerzos para perder peso y a los seis meses. Por ejemplo, al inicio obtuviste 5 que es muy estresado y a los seis meses fue 3 que es estresado lo necesario. En círculo rojo las clasificaciones de moderado y muy estresado; en amarillo, las

clasificaciones de algo estresado y estresado lo necesario; y en verde la clasificación de ligeramente estresado.

2. Escribe tus tres principales fuentes de estrés y las técnicas de relajación mental que has elegido para reducir dicho estrés

3. Si a los seis meses, tu nivel de estrés no se redujo a ¨ligeramente estresado¨, continua con las mismas tres áreas de estrés, pero intenta técnicas de relajación diferentes que podrían ser más efectivas. Si tu nivel de estrés se redujo a ¨ligeramente estresado¨, continúa con los mismos recursos y técnicas de relajación para el estrés, pero quizá desees agregar uno o dos técnicas o recursos para reducir el estrés en estas áreas.

Capítulo 5: Paso 5: Aprender información nutricional básica y de etiquetado nutricional.

Antes de iniciar tus esfuerzos para perder peso, realiza una encuesta o chequeo en tus tiendas de alimentos favoritas para buscar los siguientes productos. Incluye aquellos productos con los que estas más familiarizada y que compras comúnmente. Sugiero que lleves un pequeño cuaderno de espiral para registrar los productos nuevos:

1. Compara cereales: Escribe la tienda, el producto (además el nombre de la marca), calorías por porción, tamaño de la porción, porcentaje de hierro y gramos de fibra por cada producto.

2. Descubre productos de grano entero. Escribe la tienda, el producto (además el nombre de la marca), calorías por porción, tamaño de la porción y gramos de fibra por cada pan, bollo, rollo, pasta, arroz salvaje, galletas, papas y productos para snacks o colaciones.

3. Explora productos bajos en grasa: Escribe la tienda, el producto (además el nombre de la marca), calorías por porción, tamaño de la porción y gramos de grasa por cada uno de los siguientes productos. Las personas haciendo dieta generalmente se alejan de

dichos productos, cuestionando su aceptabilidad. Yo he probado varios productos bajos en grasa y he encontrado que son muy aceptables, con sabor y satisfactorios.

Productos lácteos libres o bajos en grasa

1. Leche sin grasa (descremada) y baja en grasa (1 porciento)

2. Leche 2 por ciento

3. Yogurts sin grasa o bajos en grasa (naturales o con sbaor)

4. Yogurts congelados sin grasa

5. Helados sin grasa

Carne y Alternativas

1. Carne magra y hamburguesa con el porcentaje más bajo de grasa o alguna alternativa:

    A. Queso cottage bajo en grasa

    B. Quesos bajos en grasa

    C. Carnes procesadas para sándwich bajas en grasa

    D. Salchichas y salchichas para hot dogs bajas en grasa

    E. Atún (reducido en grasa, empacado en agua o aceite drenado)

Productos de Grano

1. Pan (reducido en calorías)

2. Productos de palomitas bajos en grasa

3. Botanas como papas bajas en grasa (papa o tortilla)

Dulces y Postres

1. Jell-O (gelatina) sin azúcar

2. Pudín sin azúcar (elaborado con leche baja en grasa)

Grasas

1. Aderezos para ensaladas y mayonesa bajos en grasa o sin grasa

2. Crema y queso crema bajos en grasa o sin grasa

3. Otros alimentos bajos en grasa

Alimentos Combinados

1. Comidas congeladas con menos de 350 calorías

2. Otros 2 productos (puedes pensarlos o descubrir algunos)

Capítulo 6: Paso 6: Mejorar mi ingesta dietética.

Registra tus resultados antes de iniciar tus esfuerzos para perder peso y luego a los seis meses.

Escribe el número de días que alcanzas las recomendaciones para las fuentes de calcio, frutas y vegetales en general, frutas y vegetales con alto contenido de vitamina A y C, productos de grano entero, y consumo de alcohol. Después del número de días, responde si alcanzaste la recomendación para los siete días o no. Por ejemplo, fuentes de calcio por cinco días, no. Coloca un círculo verde a las que respondiste sí y un círculo rojo a las que respondiste no.

Capítulo 7: Paso 7: Mejorar mis prácticas alimentarias.

Registra la siguiente información al inicio de tus esfuerzos para perder peso y a los seis meses.

Escribe las tres prácticas alimentarias con la frase 90 por ciento (semanalmente). Responde sí o no a la recomendación del 90 por ciento. Si no alcanzas la recomendación, escribe el porcentaje que manejas actualmente.

Coloca un círculo verde a las respuestas sí, y uno rojo a las respuestas no. Por ejemplo: 90 por ciento, tu porcentaje, 90 porciento (seis meses); consumir comidas y colaciones o snacks regulares no, 60, sí.

Para las prácticas alimentarias restantes, escribe el número de días que logras la recomendación específica. ¿Coincide el número de días recomendados? Sí o no. Por ejemplo, comidas en familia (tres días). No, recomendado cinco días. Coloca un círculo verde a las que respondiste sí y uno rojo a las que respondiste no.

Capítulo 8: Paso 8: Seleccionar un plan de pérdida de peso realista.

1. Mantén aquí tu registro de tres días y los resultados de los cinco pasos subsecuentes relacionados con el registro.

2. Escribe el número de porciones para cada grupo de alimentos que conforman tu plan de pérdida de peso.

3. Escribe los resultados de la búsqueda por internet: el nombre del establecimiento de comida rápida, tus comidas y bebidas altas en calorías favoritas y sus calorías, y el reemplazo saludable y sus calorías.

4. Escribe tus respuestas sí o no a las preguntas acerca de cómo difieren tus días entre semana y de fin de semana con respecto a la

ingesta. Por ejemplo, más calorías, sí, coloca un círculo rojo a tus respuestas sí y uno verde a tus respuestas no.

Capítulo 9: Paso 9: Desarrollar un plan de actividad física personal.

1. Escribe tus respuestas a las tres secciones de ¨Compromisos para Mejorar Mi Aptitud Física.¨

2. Mantén un registro continuo de tu actividad física, incluyendo el día, la actividad y la cantidad de tiempo. Para caminata, quizá también desees registrar los pasos determinados por un podómetro o rastreador de actividad. Coloca una X verde en aquellas semanas que seguiste tu plan de actividad física.

Capítulo 10: Paso 10: Hacer un recuento de tus mejoras durante la pérdida de peso y seleccionar un plan de mantenimiento de peso:

1. Escribe el número de porciones para cada grupo de alimentos que conforman tu plan de mantenimiento de peso.

2. Cada seis meses, escribe una o dos prácticas que deseas mejorar durante los meses uno y dos, tres y cuatro y cinco y seis.

3. Conforme lees las preguntas relacionadas a cada capítulo, presentadas a continuación, escribe tus respuestas de las opciones dadas. Para determinar la mejora, compara tus resultados al inicio y a los seis meses de tus esfuerzos para perder peso. Coloca un círculo verde a aquellas prácticas que no requiere mejora; en amarillo, aquellas que tuvieron cierta mejora; y en rojo, las áreas en las que la mejora es necesaria.

Capítulo 1: Mejorar mi peso.

- ¿Cuánto peso perdiste?

- ¿Cuánto disminuyó tu IMC?

- ¿Mejoró tu estatus de peso según el IMC?

- ¿Cuánto disminuyó tu circunferencia de cintura?

- Tu circunferencia de cintura ¿cambio el riesgo de enfermedad de alto a bajo?

Capítulo 2: Mejorar mi salud.

¿Mejoró tu presión sanguínea? Considera lo siguiente:

- niveles de glucosa en sangre

- niveles de c-LDL en sangre

- niveles de c-HDL en sangre

- niveles de triglicéridos en sangre

Capítulo 3: Prepararme mentalmente.

Mejoraste estas áreas:

- clasificación de autoconcepto

- clasificación de imagen corporal

- clasificación de autoestima

Capítulo 4: Reducir mi nivel de estrés.

- ¿Redujo tu nivel de estrés basado en la escala de cinco puntos?

Capítulo 5: Aprender información nutricional básica y de etiquetado nutricional.

- ¿Encontraste algún cereal que tuviera alto contenido de hierro y fibra, te gustó y lo compraste?

- ¿Encontraste algún producto de grano entero que tuviera un alto contenido de fibra, te gustó y lo compraste?

- ¿Encontraste algún producto libre o bajo en grasa que te gustó y lo compraste?

Capítulo 6: Mejorar mi ingesta dietética.

En una semana típica, cuántos días consumes los siguientes:

- al menos tres porciones de una fuente rica en calcio al día

- al menos cinco porciones de frutas y vegetales al día

- entre cinco porciones, al menos una porción de una fruta o vegetal rico en vitamina A (mínimo tres días)

- entre cinco porciones, al menos una porción de una fruta o vegetal rico en vitamina C al día

- al menos tres porciones de productos de grano entero al día

- no más de una bebida alcohólica al día para hombres y mujeres

Capítulo 7: Mejorar mis prácticas alimentarias.

En al menos el 90 por ciento de tus comidas y colaciones o snacks a la semana, ¿lograste estas recomendaciones? Si respondes no, escribe el porcentaje que logras.

- consume comidas y colaciones o snacks regulares

- responder a tus sensaciones de hambre y saciedad para empezar o parar de comer

- consumir las porciones o tamaño de porción recomendadas

- días a la semana que alcanzas la recomendación

- tener comidas familiares

- disminuir tu ritmo al comer

- consumir alimentos altos en calorías en una comida o colación (Si tienes dos o más porciones de dichos alimentos al día, estima el número de días que lo haces. Alinea los días.)

- consumir una bebida alta en calorías en una comida o colación al día (Si tienes dos o más porciones de bebidas altas en calorías al día, estima el número de días que lo haces. Alinea los días.)

- comer en cuartos distintos a la cocina y el comedor mientras se realizan otras actividades (Si realizas esta práctica más de una vez diario, estima el número de días que lo haces. Alinea los días.)

- consumir una comida o colación o snack en un restaurante o establecimiento de comida rápida (Si realizas esta práctica más de una vez diario, estima el número de días que lo haces. Alinea los días.)

- consumir alimentos en exceso por cuestiones emocionales (Si realizas esta práctica más de una vez diario, estima el número de días que lo haces. Alinea los días.)

Capítulo 8: Seguir mi plan de pérdida de peso.

- ¿Seguiste tu plan de pérdida de peso al menos el 90 por ciento del tiempo?

- ¿Seguiste tu plan de pérdida de peso al menos el 90 por ciento del tiempo en los fines de semana?

Capítulo 9: Seguir mi plan de actividad física.

- ¿Seguiste tu plan de actividad física al menos 90 por ciento del tiempo?

En la población americana, la obesidad está alcanzando un nivel alarmante, presentando retos médicos y emocionales a los individuos que la padecen y sus familias. En *Vigilando Tu Cintura* la autora, una dietista registrada, la Dra. R. Matheny provee consejos prácticos para prevenir o corregir, en hombres y mujeres, los problemas relacionados con el peso que están reduciendo su calidad de vida.

También es de gran ayuda para los profesionales de salud que manejan el control de peso y el equipo que los asiste, *Vigilando Tu cintura* brinda la información acerca de las siguientes prácticas relacionadas con el peso:

- Mejorando el peso, Índice de Masa Corporal (IMC), circunferencia de cintura y la salud al convertirte en un paciente informado

- Preparándote mentalmente para la tarea de perder peso y reducir los niveles de estrés

- Aprendiendo conceptos básicos de nutrición e información acerca de nutrición y etiquetado de suplementos dietéticos

- Mejorando la ingesta dietética y las prácticas alimentarias

- Seleccionando un plan de pérdida de peso y desarrollando un programa de actividad física personalizado

- Llevando registro de las mejoras realizadas durante el programa de pérdida de peso y determinando un plan de mantenimiento de peso así como compromisos para prácticas saludables en el mantenimiento de peso a futuro

Vigilando Tu Cintura es un complemento para el libro *Un Peso Saludable: El Mejor Regalo de Cumpleaños Para Tu Hijo*; ya que ofrece ¨una mano¨ a las personas que se encuentran realizando dieta, al brindarles una experiencia paso a paso que responde no solo a qué problemas han causado la ganancia extra de peso sino también cómo corregirlo.

La Dra. R. Matheny, obtuvo un Doctorado en Ciencias Nutricionales y es una Dietista Registrada en la Academia Americana de Nutrición y Dietética. También cuenta con un título en la Maestría de Salud Pública con un doble grado en Salud Pública Nutricional y Salud Materno Infantil. La adquisición de experiencia profesional se ha dado en dos condados en los departamentos de salud materno infantil y nutrición en la niñez.

Printed in the United States
By Bookmasters